D'HEELKRAFT VUN MEM NATUR

Yogacharya Shri Anmol Yadav

Inhaltsverzeechnes

Virwuert

Léif Lieser

Dëst Buch ass meng eege Geschicht. Ech hu vill aus mengem Liewen Erfahrungen geléiert. D'Erfahrungsberäicher si richteg Iessen, Ayurveda, Naturopathie, Spiritualitéit, a göttlech Wëssen. Egal wat Wëssen ech haut gewonnen hunn, d'Quell dovun ass meng Krankheet vun zwee Joer. Wann ech dës zwee Joer net gelidden hätt, wier ech vun dësem Wëssen onberéiert bliwwen. Virun 2018 war ech komplett gesond. Leed vu Krankheeten vum Abrëll 2018 bis Januar 2020. Ech si komplett gesond vum Februar 2020 bis haut August 2022. Vum Februar 2020 bis haut hunn ech vu Gottes Gnod keng eenzeg Medizinpill giess. Ech hu voller Vertrauen datt egal wéivill Joer ech liewen, ech wäert ni krank ginn fir dat Joer. Dëst ass nëmme méiglech duerch Wëssen. Ech wäert just dëst Wëssen mat Iech all deelen. Also kommt mat mir op dës Rees an där ech Iech soen wéi ech krank ginn. Zënter zwee Joer wousst ech net wéivill Medikamenter ech geholl hunn an hunn eng Onmass Dokteren besicht. Vum Joer 2020 Februar un hunn ech ugefaang Ännerungen a menger Ernährung ze maachen, meeschtens natierlecht Iessen, wat all meng Krankheeten ofgeschloss huet. Dëst ass kee Wonner, awer eng komplett Wëssenschaft. D'Wëssen, déi Dir kritt nodeems Dir dëst Buch gelies hutt, ass haaptsächlech wéi follegt. Wéi Gas am Kierper geformt a wat ze maachen fir datt Gas guer net am Kierper formt. Firwat gëtt Aciditéit geformt? Seng komplett Kur duerch lessen. Wat verursaacht Verstopfung a seng Behandlung. 90% vun de Weltkrankheeten entstinn aus dësen dräi Grënn, wann Dir se heelt, da ginn de Rescht vun de Krankheeten automatesch geheelt. Ech hunn dëst Buch an dräi Deeler opgedeelt. Den éischten Deel ass meng Liewensgeschicht. An dëser Rubrik fannt Dir Detailer iwwer d'Krankheet a seng Behandlung. Den zweeten Deel ass vun Ayurveda an deem mir Ayurveda an einfacher Sprooch definéiert hunn. Den drëtten Deel ass vu Spiritualitéit a Bhagavad Gita duerch déi Dir fäeg sidd Äre subtile Kierper dh Geescht ze heelen. Nodeems Dir d'Wësse vu Gott kritt hutt, kënnt Dir de richtege Wee kennen fir d'Liewen ze liewen.

Kapitel 1 - Während der Krankheet

Gutt Mikroben Ongläichgewiicht

Dëst ass vum Januar 2018. Ech hunn Zännwéi. Ech ginn an eng zivil Spidol. Den Dokter gëtt mir e puer Medikamenter, dorënner en Antibiotikum. Meng Zännwéi gëtt geheelt andeems ech dës Medikamenter huelen. Et gëtt e Problem mat Antibiotike. Dëst entsteet en Desequiliber an eisen Darmmikroben. Wa mir Antibiotike benotzen, stierwen vill gutt Bakterien aus dem Mo. Mir nennen dëse Prozess Gut Microbes Unbalance. Dëst schwächt der digestive Muecht vun de Mo.

Side Effekter vum lessen Knuewelek

Déi richteg Geschicht fänkt am Abrëll 2018. Een Owend hunn ech hongereg gefillt. Et waren e puer Gramm am Büro Pantry, déi ech verbraucht hunn. Meng Verdauungskraaft war scho schwaach gelaf an no Gramm verbrauchen, den nächsten Dag gefillt ech Onrou a mëll Péng am Mo. Ech ginn bei den Dokter an huelen e puer Medikamenter, awer ech kréien keng Erliichterung. Duerno iessen ech owes e Knuewelek. Den nächsten Dag nom Knuewelek iessen, fille ech Hëtzt am Bauch an de Gas hält komplett aus dem Mo. An anere Wierder, ech konnt net de Gas aus dem Mo gemaach ginn. Dir kënnt verstoen wat den Zoustand vun enger Persoun ass, déi Gas am Bauch huet, awer wann hien net fäeg ass de Gas ze läschen. Duerno sinn ech an en Zivil Spidol gaang. Vun do aus bruecht e puer Medikamenter, déi vum Dokter ginn. Nodeems ech dës Medikamenter geholl hunn, huet d'Hëtzt am Bauch e bësse reduzéiert, awer ech konnt de Gas deen a mengem Bauch geformt ass nach ëmmer net ewechhuelen. Duerno sinn ech bei e Privaten Gastroenterolog (Dokter 1) dh Bauchdokter gaangen. No all de klineschen Tester goufen e puer Medikamenter ginn. Och nodeems ech dës Medikamenter geholl hunn, sinn meng Probleemer d'selwecht bliwwen.

Side Effekter vum Clarithromycin Antibiotikum

Et ass eng Saach vum August 2020, et war déi verreenten Saison an deenen Deeg. Zënter datt de Reen ugefaang huet, wéi ech moies erwächen, hunn ech ugefaang Säure an de Mo ze kréien. Ech hu fréier Säure gemaach, et ass haut bekannt, awer deemools konnt ech net verstoen wat am Bauch geschitt ass. Bis zu där Zäit gouf et keng Informatioun iwwer wat Acidtéit ass. Haut, mat dem Wëssen iwwer Gas, Acidtéit, Verstopfung an allgemeng Gesondheet, wäert ech mäi Liewen ganz gesond bleiwen. Krankheet ass einfach Mangel un Informatioun an näischt anescht.

Acidtéit gouf nëmmen e bëssen erstallt an ech war de ganzen Dag gesond, also sinn ech keen Dokter besicht. No e puer Deeg huet d'Acidtéit ugefaang eng schrecklech Form ze huelen. De 15. August 2020 sinn ech owes bei e Privaten Gastroenterolog (Dokter 2) gaang. Deen Dag huet hien kee Medikament ginn a gesot datt Är Endoskopie muer gemaach gëtt an duerno gëtt d'Medikamenter kritt nodeems Dir de Bericht gesinn huet. Endoscopy war den nächsten Dag gemaach an Gastritis H. Pylori Infektioun koum am Rapport. Den Dokter huet Medikamenter fir 15 Deeg ginn. Keng Erliichterung vun dësen Medikamenter gesinn, no 15 Deeg erëm bei den Dokter gaangen. Dës Kéier huet den Dokter den H Pylori Kit verschriwwen, an deem d'Haaptmedikamenter Clarithromycin, Amoxicillin a Pantoprazol waren. Nodeems ech dës Medikamenter geholl hunn, ass mäin Zoustand bannent zwee Deeg verschlechtert. Wéi ech erëm bei den Dokter gaange sinn, huet den Dokter gesot datt wann d'Infektioun vum H Pylori op en Enn geet, da muss de Kurs vun dësen Medikamenter ofgeschloss ginn. Erem ugefaang Medikamenter ze huelen, dës Kéier konnt ech Medikamenter fir véier Deeg huelen. Awer dës Kéier, nodeems Dir dës

Medikamenter verbraucht huet, hu verschidde Probleemer ugefaang. Ech war aus menger Kontroll erausgaang, mäi Kierper gouf waarm, a mäi Häerzschlag gouf och anormal. Dëst war déi éischte Kéier, datt ech esou eppes a mengem ganze Liewen erlieft hunn. Schmerz kann toleréiert ginn, awer wann eng Persoun net selwer kontrolléiert, da seet de Geescht wou se lafen. Deen Owend huet et geschéngt datt meng leschte Kéier no wier. Ech sinn an engem Eck vun der Terrass sëtzen, a sinn haart gaang fir den Numm vu Gott ze huelen. Ech weess net wat d'Kraaft am Numm vu Gott war, awer bannent den nächste Minutten war et komplett roueg. Meng Besuergnëss war fort. Ech war komplett a menger Kontroll. Déi uewe genannte Symptomer, déi ech gefillt hunn, war eng Nebenwirkung vun engem Antibiotikum genannt Clarithromycin.

Effekter vum Clarithromycin Antibiotikum op Schilddrüs

Déi uewe genannte Symptomer déi ech gefillt hunn, en Deel dovun war nach ëmmer a mengem Kierper präsent. Bannent véier Deeg war mäi Kierper komplett dréchen. All d'Schanken waren ze gesinn. Ech hunn Angscht. Ech hat geléiert, datt e puer grouss Verännerungen a mengem Kierper geschitt sinn, déi sech nach weider veränneren. Duerno ginn ech an dat gréisste Spidol a menger Stad. Ech sinn an d'Spidol opgeholl, an all meng Tester sinn gemaach. An der Enquête goufen haaptsächlech CT Scan, MRI vum Bauch, Ultraschall, Röntgen an all Blutt Tester gemaach. All Berichter waren normal während der Enquête. Nëmmen den TSH Niveau gouf erhéicht. Den Dokter huet mir e Medikament genannt Thyronorm ginn, an huet gesot datt dëst Medikament net fir d'Liewen gestoppt ginn ass.

Gutt a schlecht Effekter vu Mëllech

Fir meng Geschicht e Lach ze ginn, wëll ech iwwer d'Mëllech diskutéieren, duerno wäerte mir erëm mat eiser Geschicht weidergoen. Vun dem Joer 2000 bis zum Joer 2010 hunn ech keng Mëllech konsuméiert. Wärend dëser Zäit war mäi Kierper schlank, agile, ëmmer energesch a voller Positivitéit. Vun 2010 un un d'Mëllech drénken an et ass weider bis Februar 2020. Vun 2010 bis 2017 krut ech nëmme gutt Resultater vun der Mëllech. Wärend dëser ass mäi Gewiicht an engem ausgeglachene Betrag eropgaang andeems Dir Mëllech drénkt. Mëllech drénken huet mech de ganzen Dag energesch a glécklech gefillt. Den Dag wou ech keng Mëllech gedronk hunn, hunn ech manner Energie a manner glécklech am Kierper gefillt. Duerch dës Qualitéite vu Mëllech war ech süchteg fir Mëllech ze drénken. Dëst waren e puer vun de gudde Qualitéite vu Mëllech.

D'Deeg wou d'Aciditéit am August ugefaang huet 2018. Zu där Zäit hunn ech och Mëllech konsuméiert. Den Haaptgrond fir d'Bildung vun Aciditéit hei war Reen a Konsum Mëllech. Ech wousst zu där Zäit net datt den Haaptgrond fir d'Bildung vun der Aciditéit d'Intake vu Mëllech an der verreenten Saison ass. Ech war net bewosst datt wat a mengem Kierper geschitt ass Aciditéit. Haut, wann ech d'ganz Mystère vum Kierper kennegeléiert hunn, kann ech déi vergaangen Ursaachen ganz gutt gesinn. Wann d'Verdauungskraaft schwaach ass, produzéiert Mëllech souwuel Gas wéi och Aciditéit. Also, aus der Siicht vun der Wëssen, déi ech erfaasst hunn, géif ech soen, datt mir nom Erwuessenen komplett ophalen Mëllech ze drénken. Konsum vu Mëllech erhéicht Gewiicht. Mëllech produzéiert souwuel Gas wéi och Aciditéit. Dat ass dat wichtegst. Gas an Aciditéit sinn d'Basis vu 70% vun de Weltkrankheeten. Wa mir d'Ursaach eliminéieren, da kënnen 70% vun de Krankheeten aus der Welt verschwannen.

Eise Kierper mécht sou vill Cholesterin wéi eise Kierper brauch. Et gi grondsätzlech zwou Quelle vum Cholesterin an eisem Kierper. Déi éischt Quell ass eise Kierper, eise Kierper selwer mécht Cholesterol no der Ufuerderung. Déi zweet Basisquell sinn Déiereprodukter, déi haaptsächlech aus Mëllech a Fleesch besteet. Cholesterin erhéicht nëmme wa mir méi Cholesterin vu baussen ophuelen. Wann d'Mëllech a Fleesch gestoppt ginn, da kënnt de erhéicht Cholesterin ënner Kontroll. Hei mat Mëllech mengen ech all Produkter aus Mëllech wéi Mëllech, Ghee, Botter, Kéis, Molke, Paneer, all Séissegkeeten aus Mëllech.

Opstoen um Mëtternuecht & Iessen

Am November, Dezember 2018, hunn ech e komesche Problem erlieft. All Kéier wann ech an der Nuecht geschlof hunn, géif de Klang vun engem Kaméidi aus mengem Mo kommen. Ech war ageschlof. Ech war bis moies waakreg bliwwen. Zwee nei Problemer wéi Qualitéit vun der Stëmm an Insomnia goufen dobäi. De Klang vun der Tugendlechkeet am Bauch koum no véier Stonnen nom Iessen. Wärend all dëse Probleemer hat mäi Gewiicht och vill reduzéiert. Fir de Problem vun der Tugend lass ze ginn, sinn ech an der Mëtt vun der Nuecht opgestan an ugefaang ze iessen. Dee Kaméidi war mat engem eidle Mo verbonnen. Mécht iergendeen dat gutt? Ginn all Problemer.

Detailléiert Diskussioun iwwer Gas an Aciditéit

D'Joer 2018 ass vergaangen. Meng Problemer waren nach do. Ech war nach op 2 bis 3 Medikamenter, haaptsächlech Thyronorm fir TSH-Kontroll, déi sollten e eidle Mo geholl ginn, soubal ech moies erwächt sinn, en anert Medikament war fir d'Gas- an d'Aciditéitskontroll, déi eng hallef Stonn virdru geholl huet. Iessen. Gedanke fir en anere Gastroenterolog (Dokter 3) am Januar 2019 ze konsultéieren. Dësen Dokter war ganz berühmt. Hir Consultatiounskäschten an aner Tester ware vun extrem héijen Tariffer. Et war e Gedanke a mengem Kapp, d'Käschte vun dësen Dokteren si sou deier, vläicht kann ech vun hinnen geheelt ginn. Wann eng Persoun opgeregt ass, denkt hien mat ville verschiddenen Tricken. Ech hat eng ähnlech Situatioun. Nom Dokterbesuch huet hien och eng Kolonoskopie gemaach, an all d'Bluttprüfungen. Kréien e puer Tester ausserhalb vun der Klinik gemaach, CT Scan vum Bauch a Käscht, Röntgen etc. Et war e bësse Relief vun de Medikamenter vun dësem Dokter. D'Drogen déi hien geschriwwen hat waren haaptsächlech Normaxin a Providac. Providac war haaptsächlech eng Kapsel vun enger Aart vu gudde Bakterien. Dës Medikamenter hunn de Problem vun de Mageneigenschaften entlooss, awer nëmmen 30% Virdeeler goufe bei anere Bauchprobleemer fonnt. Ech war komplett ofhängeg vun Drogen. Wann Dir keng Medikamenter hëlt, da ginn d'Problemer méi schlëmm.

Mëssgléckt Versuch Schilddrüs Drogen opzehalen

All d'Doktere waren der selwechter Meenung iwwer d'Medikamenter vun der Schilddrüs, datt wann dës Pille ufänkt, se fir d'Liewen muss giess ginn. Ech konnt ni dës Saach vun den Dokteren akzeptéieren. Mäin Intelligenz huet gesot datt wann eng Krankheet eemol am Kierper geschitt ass, dann d'Grënn fir déi dës Krankheet geschitt ass, wann op dës Grënn geschafft gëtt, da kann dës Krankheet vun der Wuerzel geheelt ginn. Ech verstinn net firwat d'Dokteren soen datt wann d'Schilddrüs eng Kéier geschitt, da muss een eng Pille fir d'Liewen huelen. Fir éierlech ze sinn, deelweis wat den Dokter gesot huet stëmmt. Awer net déi komplett Wourecht. Eigentlech wa mir ufänken d'Schilddrüs Pille ze huelen, gëtt d'Schilddrüs Pille just Är Fra. Ech mengen dës Medizin ass sou schrecklech datt Dir ni fäeg sidd ze stoppen. Och Dir wäert probéieren awer Dir wäert gescheitert ginn. Sot just datt d'Relatioun vun där Pille geformt ass, déi net emol duerch probéieren kann verloossen. All Kéier wann Dir d'Medizin veröffentlecht - da wäert dëst Medikament Iech Angscht maachen. Loosst eis wëssen wéi grujeleg dëst Medikament ass. Nodeems Dir dës Pille verlooss hutt, kommen negativ Symptomer no zwee Deeg. Dat éischt Symptom ass Nervositéit, zweet Schwëtzen iwwer de Kierper, drëtt Blutdrock ass héich, fillt sech net gutt, de Geescht ass net ënner Kontroll. Insgesamt ass dës Medizin e Labyrinth. Et ass ganz schwéier aus deem een erauszekommen deen eng Kéier agespaart ass. Ech hu probéiert d'Schilddrüs Pille ongeféier véier bis fënnef Mol an zwee Joer Krankheet opzehalen. Awer all Kéier gescheitert. All Kéier wann ech versoen, steet op a probéiert nach eng Kéier. De Problem mat dëser Pille war, datt et direkt no der Moies fréi aus dem Bett geholl gouf. Elo ass de Problem mat dësem datt Dir Iech duerch eng Pille erënnert datt Dir esou an esou Krankheeten hutt. Meng Fro ass, ugeholl, och wann Ären TSH Niveau am normale Beräich kënnt, kënnt Dir dës Pille net iwwersprangen. Soubal Dir d'Pille veröffentlecht, kommen déi uewe genannte Symptomer an Äre Kierper an Ären TSH Niveau wäert erëm eropgoen. Dës Pille kontrolléiert den TSH Niveau awer de Kierper gëtt un dës Pille süchteg. Ech hunn vill Medikamenter giess, déi vun Dokteren verschriwwen waren, während menger Krankheet, awer déi negativ Sucht, déi an dëser Pille war, war net an enger anerer. Ech sinn aus dem Labyrinth vun dëser Medizin erauskomm, d'Erklärung vun deem gëtt an den nächste Kapitelen fonnt.

Flatulence Problem

Am Joer 2019 fänkt verreenten Saison un a meng Probleemer fänken un verschlechtert ze ginn. Ech denken drun en aneren Dokter ze konsultéieren. Zu déser Zäit hunn ech insgesamt véier Medikamenter geholl. Dozou gehéieren Thyronorm, eng Pre-Iessen Gas Pille, Providac, an Normaxin. Trotz all dës Medikamenter huelen, war ech ganz opgeregt. Dës Problemer enthalen haaptsächlech Gasbildung a Gasschmerzen, Säurebildung an Aciditéit wéinst Péng, Nervositéit, kee Genoss vum Liewen, wéi wann d'Liewen nëmmen duerch Drock gelieft gëtt, Gewiichtsverloscht, obwuel et kee Problem ass, awer et weess ech haut. Meng éischt Gedanken iwwer d'Gewiicht waren anescht, ech hat vill Gewiicht verluer, wat ech erëm wollt. Nodeems ech Schilddrüs hunn, ass mäi Kierper wéi e Koup Sand ginn. Maachen eng haart Aarbecht an déi aner Säit benotzt Zesummebroch. Dat heescht, e Versuch fir d'Gewiicht op der enger Säit ze erhéijen an op der anerer Säit d'Gewiicht fréier erëm erof ze goen. Op dës Manéier war och de Kampf betreffend Gewiicht lass. En neie Problem gouf dës Deeg gebuer. Owes vu ronn véier bis sechs Auer huet de Mo wéi e Ballon opgeblosen. Doduerch war et och schwéier ze otmen.

Gesinn all dës Problemer, engem neie Gastroenterologist (Mo Spezialist Dokter) war dem Dokter gewisen. Den neien Dokter huet och all seng Ermëttlungen nei gemaach. D'Medikamenter, déi hien geschriwwen huet, ware bal d'Medikamenter, déi vun de fréieren Dokteren verschriwwen waren. Déi eenzeg Medizin, déi nei agefouert gouf, war eng Medizin fir Flatulenz. D'Medezin fir flatulence funktionéiert nëmme fir 9 bis 10 Deeg an erëm gouf de Problem d'selwecht. Nodeems ech véier verschidde Gastroenterologen (Maspezialisten) konsultéiert hunn, hunn ech eng Saach ganz gutt verstanen. Si haten déi maximal Unzuel u Medikamenter benotzt, déi se haten. Elo war näischt méi wéi dat. Well all d'Experten déi selwecht Zort Medikamenter verschriwwen hunn andeems se se verdréien.

Leaning Richtung Homeopathie Behandlung

Nodeem ech maximal Behandlung an der Allopathie gemaach hunn, war ech zu Homöopathie geneigt. Ech denken, datt dee Problem vläicht an der Homöopathie behandelt ka ginn, mat dëse Gedanken sinn ech an déi gréisste Homeopathie Klinik an der Stad gaangen. Nodeems vill Froen a Berichter gesinn hunn, huet e puer Medikamenter ginn. Nodeems ech dës Medikamenter geholl hunn, sinn meng Probleemer verschlechtert. Ech hunn dës Behandlung hei ausgestallt.

Eng aner Saach, déi an der Allopathie heefeg war, war datt bis elo keen Dokter iwwer Liewensmëttel geschwat huet. Haut ass et fir mech iwwerraascht, datt et esou eng grouss Method gëtt, an där net iwwer lessen geschwat gëtt.

Leaning Richtung Ayurvedic Behandlung

Wéi schwéier mir probéieren d'Gesondheet vun eisem Kierper erëm ze kréien. Awer wa mir dës Gesondheet hunn, da schätze mir et net. Well et ass gratis verfügbar. Mir wëssen och de Präis vun der Léift déi mir kämpfen ze kréien. Wat mir dat éischter wëssen, wat besser fir eis. Haut hunn ech meng Gesondheet verluer an hunn se erëm fonnt, ech weess säi Wäert. Ech hunn de Präis bekannt, dofir schreiwen ech dëst Buch. Fir mech ass dëst Wësse vu mir déi wäertvollst Saach op der Welt. Milliarden Rupien an Diamanten Bijouen kascht null virun dësem Wëssen fir mech.

Nodeems ech d'Behandlung mat zwou Aarte vu Methoden geholl hunn, wann keng Léisung erauskoum, dunn hunn ech geduecht fir d'Behandlung mat der Ayurvedescher Method ze huelen. Erreecht en Ayurvedescht Spidol mat all meng Berichter. Nodeems Dir all d'Rapporten do iwwerpréift an no e puer Questionnaire, e puer Ayurvedesch Medikamenter geschriwwen. Et war e bëssen Erliichterung vun désen Ayurvedesche Medikamenter, awer et war net genuch. Ech hu weider Medikamenter fir e puer Méint gedauert mam Gedanke datt vläicht elo dës Medikamenter funktionnéieren, awer alles war ëmsoss. Haut wann ech d'Studie vun der Ayurveda ofgeschloss hunn, gesinn ech datt Ayurvedesch Medikamenter an där Behandlung do waren, awer d'Ayurveda war net do.

Dëst ass de Grond firwat Ayurveda hannert Allopathie bleift. Haut hunn ech geléiert datt d'Wësse vun der Allopathie ganz kleng ass virun der Ayurveda. Hautdesdaags behandelt en Ayurvedeschen Dokter op d'Linnen vun der Allopathie. Nach méi wichteg wéi Ayurvedesch Medikamenter an Ayurveda sinn d'Regele vun der Ayurveda, déi mir musse verfollegen. Ech erënnere mech un meng Geschicht, den Dokter huet mir nëmmen Medikamenter ginn, awer huet net iwwer d'Prinzipien vun der Ayurveda geschwat, also wéi kann ech e Virdeel an der Behandlung kréien. Dofir soen ech datt et ayurvedesch Medizin gouf awer keng Ayurveda. 2019 war och eriwwer mam Joer 2018, a meng Probleemer waren déiselwecht.

Kapitel 2 - Verbindung mat Natur

Transfert vum Büro

Vun hei aus war amgaang en neit Kapitel a mengem Liewen derbäi ze ginn. Déi gréissten Ännerung vu mengem Liewen war amgaang ze geschéien. Am November 2019 ass mäi Büro op eng nei Plaz geplënnert. D'Spezialitéit vun dësem Büro war datt et zwee grouss Parken op béide Säiten hat. Wéinst net vill Aarbecht am Büro, hunn ech ugefaang déi meescht Zäit an dëse Parken ze verbréngen. Nom Mëttegiessen géif ech an de Park goen an do leien mech um Buedem. Ech hunn eng Saach gemierkt datt mäi Mëttegiessen liicht verdaut war. Ech hat eng Saach verstanen datt den Effekt vun der Natur op eise Kierper ass. Et beaflosst eis Krankheeten. Elo hunn ech manner am Büro gesinn a méi an de Parken. Zwee bis dräi Méint si vergaange mat dësem ze maachen.

Éischt Notzung vun natierleche Liewensmëttel

Et war en Dag wou ech decidéiert hunn firwat net eng komplett Ännerung vun der Ernährung maachen. Dës Decisioun war iwwer nëmmen Zalot fir de ganzen Dag iessen. De selweschten Owend hunn ech all d'Ingredienten vum Zalot kaaft an heem geholl. Ech wäert deen Dag vum 5. Februar 2020 ni vergiessen, deen mäi Liewen geännert huet an et behalen huet. Léif Lieser, erënnert un dësen Datum well dësen Datum gëtt vill Mol benotzt. Moies sinn ech op de Büro gaang nodeems ech nëmmen Zalot giess hunn an nëmmen Zalot fir Mëttegiessen geholl hunn. Nodeems ech de Büro erreecht hunn, nodeems ech e puer vu menge Aufgaben ofgeschloss hunn, sinn ech wéi gewinnt an de Park gaang. Haut war d'Loft am Park sou kal a parfüméierter, datt ech net vill a Wierder schreiwen kann. Nodeems ech den ganzen Dag Zalot iessen, am Owend, war ech erschöpft, net kierperlech, awer mat Zong. Kierperlech hat ech méi Kraaft wéi all Dag. Nodeems ech vun der Zong batter ginn, huelen ech heem gekacht lessen. Also insgesamt war ech frou, datt ech op d'mannst zwee Moolzechten aus dräi Moolzechten ëmsetzen konnt.

Éischt Benotzung vun Enema

No 4 bis 5 Deeg vum Start vun der Diät hunn ech och Enema Kit kaaft. Huet et de selwechten Owend ech et kaaft. Ech war ganz gär Enema ze maachen, well mäi Bauch fir vill Méint net richteg gebotzt gouf.

Dofir hat ech vun Enema grouss Hoffnungen, datt et de Mo komplett läscht. An der leschter Phase vun de Probleemer hat ech verstanen datt wann de Bauch all Dag richteg ufänkt ze botzen, da ginn all meng Probleemer automatesch op. Fir déi éischt 7 Deeg gouf enema souwuel moies wéi owes gemaach a fir déi nächst 7 Deeg nëmmen eemol dh am fréie Moien. Duerno gouf den Enema gestoppt wéi seng Aarbecht fäerdeg war. Enema botzt haaptsächlech de Colon. Nodeems de Colon geläscht gëtt, wann pure Liewensmëttel giess gëtt, da fänkt de Bauch automatesch un. Ech géif gären e puer Erfahrungen am Zesummenhang mat Anima mat Iech all deelen. Ech erënnere mech nach un den Owend wéi ech fir d'éischt Kéier den Enema gemaach hunn, wéi wann e Gëft aus mengem Kierper komm wier. Vu bannen am Kierper koum eng schwaarz kohleähnlech Substanz aus dem Offallmaterial eraus. Vill Méint Dreck koumen haut eraus. An dës Erfahrung war sou enorm fir mech datt ech dës Saach mat jidderengem gedeelt hunn. No dësem Effekt vum Enema war et eng Fro a mengem Kapp, firwat ech net virdrun iwwer Enema woussst.

Drénken grénge Jus

Nodeems ech enema gemaach hunn, war de Mo fréier propper awer et war zimlech spéit, ech wollt de Mo fréi moies kloer sinn. Fir dëst hunn ech ugefaang grénge Jus ze huelen soubal ech moies erwächt sinn. Déi éischt gréng Jus war Spinat an Tomate. Deen zweete grénge Jus war aus bittere Kürbis. Entweder ee vun deenen zwee benotzt Jus ze konsuméieren. De Bauch gëtt kloer no enger annerhallef Stonn nodeems Dir grénge Jus vu Spinat an Tomaten huelen. De Mo gouf geläscht nëmmen no enger hallef Stonn Bittere Kürbisjus ze huelen. Spinat an Tomate Jus ass ganz einfach ze huelen, an et schmaacht e bësse lecker ze drénken. Awer Batter Kürbisjus huelen ass e bësse schwéier. Bittere Kürbisjus verursaacht mëll Péng am Bauch fir déi éischt dräi bis véier Deeg, also sollt een net panikéieren. Bittere Kürbisjus botzt de Bauch ganz gutt, an anere Wierder, d'Stréi hëlt d'Stréi ewech. D'Krankheet war näischt wéi den Dreck selwer.

Wéi ee grénge Jus mécht

Grénge Jus vu Spinat an Tomate: - Huelt eng hallef Rëtsch Spinat an eng Tomate. Béid gréndlech wäschen. Et a kleng Stécker schneiden an an de Mixer setzen. 150 ml Waasser addéieren a mixen. Filter et duerch e Seif a drénkt et.
Bitter Kürbis gréng Jus: - Huelt zwee oder dräi mëttelgrouss Bitter Kürbis. Schneide se a kleng Stécker an huelt seng Somen. Setzt et an e Mixer an addéiere och 250 ml Waasser. Filter et an drénken et, an drénken och e Glas einfach Waasser. Ech hunn gréng Jus kontinuéierlech fir zwee Joer verbraucht. Ech hunn dës zwee gréng Jusen am

ganze Joer konsuméiert, haaptsächlech am Wanter, ech hunn am Summer Tomatejus a Batter Kürbisjus konsuméiert.

Enn vun allen Drogen

Nodeems Dir nëmmen Zalot während dem Dag an hausgekacht Iessen am Dinner geholl huet, goufen all Medikamenter bannent den nächste siwen Deeg gestoppt, nëmmen Thyronorm Medizin ass weidergaang. An den Deeg wou ech meng Ernährung geännert hunn, hunn ech ongeféier 6 Medikamenter konsuméiert, vun deenen 5 Medikamenter eriwwer waren.

D'Geschicht vum Thyronorm opzehalen

Thyronorm, dat haaptsächlech eng Schilddrüsmedikament ass, gëtt verschriwwen fir den TSH Niveau ze kontrolléieren. Ee vun de gréissten an Haaptproblemer vum Thyronorm, deen ech erlieft hunn, ass schwéier a Wierder ze setzen, awer ech wäert probéieren. Et war fréier en enormt Gefill a mengem Liewen nodeems ech dës Medizin geholl hunn. Et ass schwéier dëst Gefill a Wierder ze setzen. Et war fréier eng Haltung fir Saachen ze maachen. Ech war de ganzen Dag energesch. Ech war voller positiv Energien. All dës Saache ware bannent mir, awer vun der Zäit wou ech ugefaang hunn et ze huelen, sinn all dës Saachen aus mengem Liewen verschwonnen. Elo a mengem Liewen weder dat immens Gefill nach déi Haltung. Liewen gouf just gelieft. Fir mech war dëst Liewen net Liewen, mee war eng Laascht ginn. Wéi wann ech fir e puer Feeler bestrooft ginn an ech leiden déi Strof. Ech wollt just vun dëser Pille lass ginn. Strategie fir dës Pille opzehalen no 10-15 Deeg vun der Diätännerung. D'Strategie war datt ech d'Drogen op nëmmen 6.25mcg pro Woch reduzéieren. Doduerch fillt mäi Kierper net datt ech d'Medizin verlooss hunn. An deenen Deeg hunn ech Thyronorm 50mcg geholl. Et war och eng Strategie an dësem, datt een Dag ech déi voll 50mcg iessen, an den nächsten Dag 37.50mcg iessen, also 12.50mcg manner. Wann ech esou Berechnungen maachen, dann hunn ech manner 6,25mcg Medezin an enger Woch giess. Op dës Manéier hunn ech de ganze Medikament bannent engem Mount an en halleft gestoppt andeems d'Drogen op 6,25 mcg pro Woch reduzéiert gouf. Ech hunn aus vergaangenen Erfarunge geléiert datt dräi Deeg nodeems Dir d'Medizin ophalen, den negativen Effekt op de Kierper kënnt. Dofir hunn ech dës Strategie gemaach datt nodeems Dir 12.50mcg een Dag direkt reduzéiert huet, den nächsten Dag déi voll 50mcg Pille sollt geholl ginn.

Et ass meng Erfahrung datt d'Optriede an d'Erhéijung vun TSH, Mangel u Kontroll vu Glukos, erhéicht Heefegkeet vum Blutdrock, aus der Kontroll vum Cholesterin, etc. Et gëtt e Grond hannert dem Resultat. Aus deem Grond muss geschafft ginn. Ech kann dës Grënn a just fënnef Wierder soen. Gas, Aciditéit, Verstopfung (dh, net de Mo ze läschen), Kapha an onkontrolléiert Geescht. Dëst ass d'Ursaach vun 90% vun de Krankheeten op der Welt. All d'Dokteren vun der Welt schaffen nëmmen op d'Resultat dh Symptomer, déi ech a mengen zwee Joer Krankheet gesinn hunn. Awer dat antikt Wëssen vun eisem Land, Ayurveda, funktionnéiert op dëse Grënn. Awer hautdesdaags Ayurvedesch Dokteren verfollegen och net dëst Wëssen, mee kopéieren aner Patien. Dofir gëtt d'Ayurvedesch Behandlung kee spezifescht Resultat.

Meng Erfahrung op Tester

Ech schwätzen iwwer Blutt Test, CT Scan, MRI, Endoskopie, Kolonoskopie. Wat ass de Sënn vun dëse Berichter? Ech soen weder datt et komplett sënnlos ass, nach soen ech datt et komplett sënnlos ass. Ech soen, datt en erfuerene Dokter sollt wëssen, wat de Problem ass, nëmmen aus der Beschreiwung vun enger Persoun vu senge Problemer. Mee hei gëtt zesumme mat den Detailer och de ganze Kierper ënnersicht an trotz dësen Inspektiounen gëtt d'Léisung net fonnt. Wéi an der

Ayurveda ernimmt, wann d'Aarbecht op den dräi Grënn gemaach gëtt, da ginn all d'Ermëttlungen sënnlos. Wann d'Haaptursaach vum Problem nëmmen dräi ass, wat ass d'Untersuchungsbedürfnisser, firwat net direkt un dëse Grënn schaffen. De fënnefte Grond deen ech gewisen hunn ass datt den onkontrolléierte Geescht net emol doriwwer schwätzt. Keng Maschinn op der Welt kann d'Grënn soen, déi mir gewisen hunn, awer nëmmen eng Persoun kann dës Problemer soen. Also ass d'Enquête net vu grousser Wichtegkeet. Ech hunn an de leschten zwee an en halleft Joer keen Test gemaach, an ech wäert et och net fir de Rescht vu mengem Liewen maachen. Ech hu geléiert wéi ech gesond sinn. Ech hunn och geléiert wéi de Kierper krank gëtt. Dëst ass net e grousst Wëssen, Dir kënnt et och wëssen.

Gesondheet heescht Gesondheet am Kierper a Geescht. An der heiteger Ära gëtt nëmmen de Kierper behandelt, dat och op d'Symptomer an net op d'Ursaach, kee gëtt de Geescht iwwerhaapt. Ausser mir schaffen op béid Problemer zesummen, mir kréien net voll Virdeeler. Dofir, zesumme mam richtegen an natierlechen lessen, muss ee mat Spiritualitéit verbonne sinn. Natierlech Liewensmëttel heelt de Kierper a Spiritualitéit heilt de Geescht.

En neie Problem No engem Mount Diät

Et gëtt eng Geschicht bal nom Start vun der Diät, vun där Dir vill léiere wäert. 10. Mäerz 2020 Um Dag vum Holi kommen e puer vu menge Frënn an d'Haus. Mäi Kierper gesinn, Si hunn ugefaang ze froen ob Dir gutt sidd, Dir sidd ganz schwaach ginn. Op dës Manéier géif jiddereen, dee meng Bekannten gesäit, nëmmen eng Saach soen: Dir sidd ganz schwaach ginn. Awer den Dag vum Holi, wéi se d'Fro gestallt hunn, hunn ech et ze eescht geholl. Elo hunn ech ugefaang iwwer d'Gewiicht vun hei ze denken. Ech hu vill geduecht wat ech iessen fir Gewiicht ze gewannen. Ech krut déi bescht Resultater vun der Diät an engem eenzege Mount, wéinst deem ech och d'Wëssen iwwer richteg a falsch Liewensmëttel krut. Dofir konnt ech net datselwecht lessen iessen wéi virdrun. Wann ech dat gemaach hunn, wieren meng Probleemer zréckkomm, et war sécher an ech woussst ganz gutt. Ech hunn eng Iddi erausfonnt. Ech hu geduecht firwat net Whey Protein iessen. Ech hunn Fuerschung iwwer Molkeprotein gemaach, erausfonnt datt et och dräi Qualitéiten huet, eng Einfach, zweet Isoléiert, drëtt Hydrolyséiert. Den Ënnerscheed ass datt Einfach ass schwéier ze verdauen, Isoléieren ass besser wéi dat, an Hydrolyséiert muss net verdaut ginn, et ass direkt absorbéiert. Hydrolyzed ass sou deier no hiren Tariffer datt ganz wéineg Leit et kafen. Ech hunn de hydrolyséierten bestallt, denken datt d'Verdauung vum Verdauung sollt bleiwen, et soll direkt absorbéiert ginn. Ech iessen dëst Molkeprotein fir ongeféier dräi bis véier Deeg a gesinn datt et vill Verbrenne am Pipi ass. Duerno hunn ech opgehalen et ze iessen. Ech hu mech gefrot fir wien ech Gewiicht gewannen. Woubäi mat der Diät, déi ech huelen, meng Problemer ëm 90% reduzéiert ginn, an ech wäert an Zukunft komplett gesond sinn. Fir deen ech Gewiicht gewannen, si kommen net fir meng Probleemer ze droen, ech muss et droen. Also firwat soll ech jidderengem lauschteren? No deem Dag huet jiddereen, dee mat mir geschwat huet, reagéiert andeems hien him esou schloen, datt de Mond zou ass. Wann jidderee vun do weess, da kritt Dir eng ganz schlecht Äntwert. Vun do bis haut hunn ech ni geduecht fir Gewiicht ze gewannen.

Nach eng Saach wëll ech mat Iech deelen, datt ech 2012, 2013 an 2014 fréier an de Fitnessstudio gaangen sinn. Ech hat ni Ergänzunge a Proteinpudder geholl och nodeems ech Fitness gemaach hunn. Awer kuckt mäin Intellekt hei haut, just fir mäi Kierper gutt ze maachen. Haut liewen mir e Liewe vu Show, mir egal wéi eise Kierper vu bannen geet. Fir déi Episod hunn ech d'Liewen vun den Erscheinungen komplett opginn. Deen eenzegen Ënnerscheed deen fir mech wichteg ass ass ob ech staark a gesond vu bannen sinn, ob mäi Geescht voller positiv Gedanken ass oder ob ech voll energesch sinn oder net.

E puer Ännerungen am natierleche Liewensmëttel wärend der Sperrung

Bis elo hunn ech nëmmen Zalot fir ganz Deeg konsuméiert an am Owesiessen d'Hausgekacht hausgemaachte lessen. Awer ech wousst, datt wann ech komplett erholen wëll, da gëtt et och eng Ännerung am lessen. D'lessen, déi ech fir d'lessen geholl hunn, ass wéi follegt, 4 Weess Rotis, Lënsen (haaptsächlech Moong Masoor an Urad Dal) Tempering a Geméis mat Gewierzer. All dräi vun dësen Saachen géif Problemer féieren. Hir Problemer sinn wéi follegt: Weess Brout stécht am Darm, a soubal mir Waasser drénken, erreecht d'Waasser den Darm, Gas fänkt un ze bilden. All Impulser maachen Gas a wann de Kierper sauer ass dann produzéiert et och Aciditéit. Awer Dir musst eng Saach notéieren datt all Impulser Gas maachen, egal ob eng gesond Persoun oder eng ongesond Persoun. Geméis mat Tempering a Gewierzer produzéieren souwuel Gas wéi och Säure. Awer déi interessant Saach hei ze notéieren ass datt souguer eng gesond Persoun d'Puls verbraucht wäert Gas produzéieren. Dofir gesond Persoun sollt bemierken datt Geméis besser ass wéi Impulsen. Maacht lech keng Suergen iwwer Protein, ech wäert weider iwwer seng bescht Quell schwätzen. Aus dëse Grënn war et néideg d'lessen lessen z'änneren. Och wann och ëmmer Detailer déi ech hei uginn hunn,

hunn ech dat Wëssen deemools net, awer ech wousst definitiv datt et Probleemer an dëse Liewensmëttel ginn, well duerch d'Verännerung vun der Diät vum Dag, hunn ech geléiert datt wat den Ënnerscheed tëscht gekachten Iessen a Roh ass Iessen. Aus dëse Grënn wollt ech d'Iessen Iessen änneren.

Als Experiment hunn ech e puer Produkter online bestallt. An deenen et haaptsächlech dräi Saache waren, Braunreis, Hirse an Hafer. Ech hu misse se een nom aneren iessen a kucken wéi eng Saach Gas a Säure mécht a wéi eng net.

Eng aner Ännerung wärend der Lockdown

Wou ech bis elo nëmmen Zalot de ganzen Dag giess hunn, hunn e puer Ännerungen wärend der Sperrung gemaach. Elo hunn ech och ugefaang Uebst ze iessen. An Uebst hunn ech all d'Uebst een nom aneren giess an hunn hir Positivitéit an Negativitéit notéiert. Ënnert de Friichten, déi ech giess hunn, waren Äppel, Papaya, Drauwe, Bananen, Ananas, Granatapfel, asw. Ech hunn all dës op vill verschidde Manéiere giess wéi een nom aneren an 2- 2 iessen an

Iessen 3-3 Uebst zesummen. Dat Bescht wat erauskoum ass datt et ëmmer am beschten ass nëmmen eng Uebst gläichzäiteg ze iessen. Déi bescht vun de Friichten, déi fir mech erauskomm sinn, war Papaya. Papaya ass sou grouss datt dës Uebst nach ëmmer a menger Ernährung abegraff ass a fir déi lescht zwee an en halleft Joer ëmmer a menger Ernährung abegraff ass. Dës Deeg hunn ech Papaya moies geholl nodeems ech grénge Jus drénken. Zu dëser Zäit hunn ech ugefaang nëmmen Bananen ze iessen. Bananen ass e bësse schwéier ze verdauen, also no annerhallwe Méint Diät ugefaang Bananen ze iessen. Déi bescht Qualitéiten, déi ech an der Bananen gesinn hunn, waren, et kritt een vill Kraaft andeems se se iessen, zweetens ginn et esou Elementer dran, déi d'Muskele glécklech halen an d'Muskelen entspaant halen. Wann een un Insomnia leid, muss hien Bananen iessen. Elo diskutéieren ech mat lech déi ganz Diät am Mäerz 2020. Soubal Dir moies erwächt, e grénge Jus, Papaya géint 21.00 Auer, 12.00 Banannenzalot an Owesiessen fir de ganzen Dag sinn hei ënnendrënner.

Wien huet sech als dee Beschten ënnert Hirse, Braunreis an Hafer erausgestallt

Als éischt gouf brong Rais gemaach a giess wéi khichdi, mir hunn et besser gefall wéi Lënsen, wäisse Rais a Weessroti. Braune Reis huet besser Resultater am Gas, Säure, Verstopfung etc. Braune

Räis war besser wéi Roti a Puls, awer alles war net gutt. Elo hunn ech ugefaang Oats iessen. Oats huet sech als absolut nëtzlos erausgestallt a war mat Verdauungsproblemer. Elo war et dem Millets säin Tour. Et war vill Angscht a mengem Kapp iwwer Millets, well ech hat nach ni Millets giess. Ausserdeem ass d'Quantitéit u Faser an Millets Millets och héich, sou datt se net verdaut kënne ginn. Mat all dëse Froen gouf Millets endlech gemaach. D'Resultat, dat ech nom Iessen hat, war ganz Géigendeel zu mengem Denken. Et war ganz liicht ze verdauen. Dëse Gas war besser wéi all Getreide a punkto Aciditéit a Verstopfung. Vum Mäerz 2020 bis haut August 2022 iessen ech nëmmen Hirse a Getreide. Ech hunn ni e bessere Getreide gesinn wéi dëst.

Nei Strategie fir Bauchsteifheit ze läschen

Meng Problemer waren bannent e puer Deeg vun 80% op 90% verschwonnen. Dee selwechte Prozentsaz vu Benefice gouf och an der Steifheit vum Magen kritt, awer et war nach ëmmer Spannungen a Steifheit. Ech wollt ëmmer mäi Kierper 100% kréien wéi virdrun. Ech war net prett souguer e bësse Komproméss. Ech hat geléiert, datt wann d'Steifheit an d'Belaaschtung vum Bauch ewechgeholl ginn ass, da muss en e puer Deeg Rescht ginn. Rou huelen huet einfach gemengt feste

Liewensmëttel fir e puer Deeg opzehalen an op flësseg Ernährung ze kommen. Elo hunn ech ugefaang nëmmen Waassermeloun a Melon fir de ganzen Dag ze iessen. Bannent enger Woch hat ech meng Strategie gelongen. Mäi Mo war komplett entspaant, d'Steifheit an d'Spannung vum Mo war 100% verschwonnen. Et ass net einfach dëst alles ze maachen, awer deen deen de Wonsch huet säin ale Kierper ze kréien, hien wäert et definitiv maachen.

Neit Wëssen iwwer Gasbildung

An der uewe genannter Beschreiwung hutt Dir gesinn datt ech gesinn hunn wéi ech d'Steifheit an d'Belaaschtung vu mengem Bauch lass ginn andeems ech Melonen a Melon fir den ganzen Dag iessen, also op eng flësseg Ernährung kommen. Awer no dëser Diät ass e Problem entstanen, dat war datt Gas am Mo produzéiert gouf. Ech konnt net verstoen datt wann meng ganz Verdauungsstreck (Mo) geläscht ass an ech reng iessen huelen, firwat dëse Gas geformt gëtt. Deemools waren Gas a Säure fir mech net manner wéi e grujeleg Monster. Et ass net sou einfach wéi et ausgesäit, an dës Saach ass bekannt vun der Persoun déi vu Gas a Aciditéit leid. Elo hunn ech ugefaang d'Grënn dofir z'ënnersichen, duerno koum ech iwwer eng aner root Ursaach vun der Gasbildung. Ech war schonn iwwer déi zwee Grondgrënn fir d'Bildung vu Gas gewuer ginn, well déi éischt Wuerzel ass den Dreck am Bauch an déi zweet Grondursaach ass d'Iessen vu Gasproduzéierend Liewensmëttel. Déi drëtt root Ursaach déi och den ultimate Wëssen fir mech ass, datt wann et dréchen am Mo ass dann Gas generéiert ginn. Roughness entsteet wa mir d'Fett ewechhuelen. An dat ass wat ech gemaach hunn, mäi Kierper gouf sou enorm gereinegt andeems Dir de ganzen Dag moies grénge Jus a Waassermeloun iessen, datt d'Fettegkeet vun der Verdauungsstreck verschwonnen ass. Ghee vun Naturvölker Kéi gëtt benotzt fir d'Glattheet zréck an d'Verdauungsstreck ze bréngen an d'Trockheet ze läschen. Wann ech owes Hirse giess hunn, hunn ech zwee bis dräi Läffel Ghee giess, déi domat gemëscht sinn. De Gasproblem war an engem bis zwee Deeg komplett verschwonnen. Nom kontinuéierleche Konsum vu Ghee fir 7 Deeg, gouf säi Konsum gestoppt. D'Aarbecht vu Ghee war eriwwer. Dëst war déi ultimativ Wäisheet fir mech. Dëst Wëssen ass vläicht kleng an Ären Aen, awer Dir sidd falsch, well wann Dir Gas gewënnt, da sinn 70% vun de Krankheeten op der Welt ënner Ärer Kontroll. De Gas ass net sou einfach wéi Dir et gesitt.

Ugefaangen Millet Zweemol

Fir dräi bis véier Méint gouf gekacht Iessen nëmmen gläichzäiteg an der Nuecht verbraucht, an där nëmmen Hirse giess goufen. Duerno hunn ech eng grouss Ännerung a menger Ernährung gemaach an hunn zweemol Millets ugefaang. Een am Nomëtteg tëscht enger Auer an dräi Auer an déi aner fir lessen.

Et war nach e bëssen Aciditéit

Och no véier bis fënnef Méint Diät war e gewësse Grad vun Aciditéit nach ëmmer lénks. Haut weess ech dat ganz gutt, wa mir en alen a gesonde Kierper wéi virdrun wëllen, da muss d'Austeritéit vun dëser Ernährung op d'mannst annerhalleft Joer gemaach ginn. Während dëser wäert Dir och d'Wëssen vun richteg a falsch lessen kréien. Duerno, och nodeems dës Period vergaang ass, wäert Dir dës Diät weiderféieren. Déi, déi dës Diät net verfollegen, denken datt déi, déi dës Diät maachen, vill opginn hunn. Awer déi ganz Welt, déi dës Diät maachen, weess datt all eenzel Persoun, déi fort ass, ganz wéineg ass, awer vill krut. Nodeems ech dës Diät gemaach hunn, hunn ech dës Saache graduell kritt. Alen schlanken a gesonde Kierper, Ëmmer berouegen a relax am Kierper, Voller Positivitéit sinn, De Geescht roueg halen Fir ëmmer energesch ze sinn, eng Frëschheet am Otem, e Sënn fir Déngscht ze hunn, d.h. d'Natur déngen, etc. Am Alldag , Leit probéieren ganz schwéier se ze kréien, awer all dat ass einfach mat der richteger, gesonder an natierlecher Nahrung erreecht. Dofir verloosse mir ganz wéineg awer kréien méi.

Dofir, wann et e bëssen Aciditéit trotz der Diät vu véier Méint war, dann ass et net vill. Aciditéit ass och haaptsächlech wéinst dräi bis véier Grënn. D'Grënn, fir déi dat geschitt, déi ech aus menger Erfahrung kenne geléiert hunn, wäert ech Iech déi Grënn virstellen. Wann Gas am Mo geformt gëtt an Dir kënnt et net ausdreiwen, da zirkuléiert dee Gas duerch de Kierper a wann dee Gas de Magen ass (den ieweschten Deel vum Magen, wou d'Liewensmëttel fir d'éischt erakënnt a mat Säure a kleng Stécker opgedeelt ass)) . Nodeems Dir de Gas op de Mo erreecht huet, fillt de Bauch datt e puer verdaubar Saach komm ass, an d'Säure fänkt un ze verdreiwen. Dofir, wann ëmmer Gas geformt ass a wann Dir net fäeg ass Gas ze verdreiwen, da gëtt Seier och an Ärem Mo geformt. Déi zweet Haaptursaach fir Aciditéit ass Liewensmëttel. Mir wëssen datt de Goût vun all Iessen net d'selwecht ass, e puer Iessen ass kal, e puer Iessen ass waarm an e puer Iessen ass mëttel, dh souguer. Déi, déi ech als Acidic bekannt hunn, sinn respektiv wéi folgend. Mëllech ass dat sauerste Liewensmëttel. Zesumme mat Acidic, et fuddelen och an schaaft och Chakravyuha. Dir musst denken iwwer wat fir eng Diskussioun ech schwätzen. Loosst eis et verstoen. Wann Dir Aciditéit hutt a wann Dir kal Mëllech drénkt, da wäert Är Aciditéit do berouegen, awer drun erënneren datt déi nächst Aciditéit dës Mëllech mécht. Op dës Manéier sidd Dir a sengem Bedruch a Labyrinth agespaart. Ech hunn nëmmen zwee Joer an Ierger verbruecht, e puer Leit verléieren hiert ganzt Liewen, awer si kënnen de Feind net fannen. Wéi mir d'Beispill vun der Mëllech geholl hunn, op engem Moment geet et gutt, awer am zweete Moment geet et och schlecht. Dofir wäerte mir net fäeg sinn ze verstoen datt Mëllech schlecht ass. De Feind muss unerkannt ginn ier de Feind vu sech selwer ewech hält. Hei mat Mëllech, ech mengen och Mëllech wéi och Kiischt, Botter, Molke, Téi, Kaffi, an all Séissegkeeten aus Mëllech. Déi drëtt sauerforméierend Liewensmëttel sinn all Zorte vu Impulser. Et muss gewosst ginn datt wann d'Harnsäure bei engem eropgeet, da verbitt den Dokter him Protein-räich Saachen ze iessen, déi haaptsächlech Puls enthalen, déi mir konsuméieren fir de Protein z'erfëllen. An Dir sollt och eng Saach notéieren datt all Impulsen Gas maachen, dat ass eng aner Saach, Dir kënnt de Gas ausdreiwen, sou datt Dir kee Problem hutt mat Impulsen ze iessen. Eng Fro kann an Ärem Kapp opstoen, datt vläicht iergendeen Verdauungssystem schwaach ass, wéinst dësem Gas geformt. Also ech wéilt Iech soen, datt ech nieft dem Hirse 4 Bananen an aner Uebst iessen, och 100 Gramm gesäiert Bio Erdnuss iessen. Kënnen réi Erdnuss all Dag an esou Quantitéite verdauen ass Beweis u sech datt souwuel den Verdauungssystem wéi och d'Verdauungsfeier staark sinn. Aciditéit gëtt aus Waasser gemaach. D'Waasser op e puer Plazen ass sauer, also drénkt manner Waasser, well wann Dir Uebst a Geméis iesst, wäert d'Noutwendegkeet fir Waasser manner sinn, well se nëmmen ongeféier 95% Waasser enthalen.

Och wann meng Aciditéit iwwer 90% war, awer en Deel war nach ëmmer do, an ech hunn indesch Desi Mishri dofir benotzt. An den nächsten 7 bis 8 Méint war d'Aciditéit 100% iwwer. Ech deele mat lech en Tëschefall am Zesummenhang mat Aciditéit. Aciditéit zerstéiert de Mo sou schlecht, datt ech och no 4 bis 5 Méint Diät net emol konnt Om auszespriechen. Om gëtt mat dem komplette Digestive Track ausgeschwat. An deem déi dräi Deeler vun Ärem Mo, Hals an Zong abegraff sinn. Also ass et ganz wichteg d'Diät fir eng laang Zäit ze maachen.

Sich no eppes Mächtegen

D'Saachen, déi ech bis elo am lessen konsuméiert hunn, war eng Aart Healing Diät. Awer elo no 8 Méint war mäi Verdauungssystem komplett staark. Elo wollt ech e puer Ännerungen an der Ernährung maachen. No dëser Diät huet mäi Gewiicht och vill reduzéiert. Wat ech erëm wollt gewannen. Ech konnt net Mëllech konsuméieren wärend ech an der Stad wunnen. Wat hëlleft vill fir d'Gewiicht ze erhéijen. Eng aner Manéier war dréchen Uebst ze konsuméieren. Mee et war net einfach dréchen Friichten ze verdauen. Als éischt hunn ech ugefaang Erdnuss ze iessen. Erdnuss kann och a grousse Quantitéite giess ginn an et bleift am Budget. Meng éischt Erfahrung mat Peanuts war ganz schlecht. Well et war ganz waarm. Op déi ech all d'Erdnuss an Roserei geheien. Awer et war ganz einfach ze verdauen. Elo hunn ech eng Saach verstanen, wann iergendwéi seng Hëtzt kontrolléiert gëtt, da kann et an der deeglecher Ernährung abegraff ginn. D'Erdnuss, déi ech bruecht hunn, war Réischteren Erdnuss.

Elo hunn ech dës Kéier réi Erdnuss bruecht. An huet et fir 8 Stonnen ofgedeckt an et giess. Elo war et e bësse schwéier ze verdauen, awer d'Hëtzt, déi dozou gehéiert, dat heescht d'Hëtzt war erausgaang. Duerno hunn ech e puer Ännerungen gemaach, no Bio-Erdnuss gesicht an et war kee Mangel um lokale Maart, awer et war online verfügbar. Vun do bis haut verbrauchen ech biologesch Erdnüsse fir op d'mannst 8 Stonnen vun ongeféier 50 bis 100 Gramm.

Et ergänzt mäi Protein an erfëllt och gutt Fett. A menger Erfahrung ass et déi mächtegst Saach op der Welt. Wéi ech ugefaang hunn, hunn ech virdrun ongeféier een oder zwee Kilometer am Park gaang, awer nodeems ech et verbraucht hunn, hunn ech ugefaang kontinuéierlech 8 bis 10 Kilometer ze Fouss. E puer aner Erfahrungen déi ech hat sinn wéi follegt. Als éischt ass d'Haut mëll heescht datt d'Hoer absolut seideg bleiwen. Dat ass, säin Effekt ass och op d'Hoer an d'Haut. Ech hu festgestallt datt et dee beschten Proteinniveau huet. Et huet Mëllech Niveau vun Protein. Mir all wëssen datt d'Mëllech vun der héchster Qualitéit ass, well all d'Aminosäuren an et fonnt ginn. Awer et gi vill

Nodeeler fir Mëllech ze konsuméieren, also ass et am beschten Bio Peanuts ze konsuméieren.

Ugefaangen Millet dräimol ze iessen

Dir hutt gesinn wéi ech an der éischter Phase vun der Ernährung méi réi Iessen a manner gekachten Iessen iessen. Duerno hunn ech lues ugefaang d'Quantitéit vum gekachten Iessen ze erhéijen. De Grond fir dëst ze maachen war datt am Ufank de Kierper eng méi heelen Ernährung brauch a wéi de Kierper geheelt huet, hunn ech ugefaang d'Quantitéit u gekachten Iessen ze erhéijen. Awer denkt drun, ech hunn nëmmen Hirse giess. Net giess Weess vu Roti, Räis an Impulsreferater. Ech hunn ugefaang Millets dräimol no ongeféier 8 bis 10 Méint ze iessen.

Aféierung Tempering a Gewierz Geméis

Huet Tadka a Gewierz Geméis fir bal ee Joer net iessen. Ech krut voll Benefice vun et. Ech hunn e Joer Strof gemaach, awer ech wäert d'Resultat dovun fir de Rescht vu mengem Liewen kréien.

Doduerch gouf mäi Verdauungssystem ganz staark an ech konnt máin ale Kierper erëm kréien. Dat ale Kierper, an deem alles wat Dir dran huet, alles verdaut. Haut hunn ech zwee Wëssen, ee Kierper ass eng ganz wäertvoll Saach, déi wäertvollst Saach vun der ganzer Welt, net Dreck an et leeën, nëmmen ëmmer méi liewen natierlech Liewensmëttel a reng doheem gekacht Liewensmëttel. Dat zweet gewinnt Wëssen ass datt een den Ënnerscheed tëscht falschen a richtege Liewensmëttel weess. Obwuel déi falsch Liewensmëttel och gutt vun uewen ze gesinn ass, an Dir wäert och gesinn, datt d'ganz Welt et iessen, mä et ass falsch. Den Dag wou all Mënsch richteg a falsch lessen bewosst gouf, deen Dag wäerten all d'Spideeler vun der Welt verschwannen. Eigentlech verstinn mir datt d'Krankheet am Kierper ass, wärend d'Realitéit ass datt d'Krankheet am lessen ass. Also wiem seng Behandlung sollt Är oder d'Iessen sinn. An anere Wierder, et kann gesot ginn datt d'Krankheet net Dir ass, awer d'Liewensmëttel. Meng Fro un lech ass wat Äre Kierper ass? Äre Kierper ass lessen, wéi Dir iesst, sou wäert Äre Kierper ginn.

Dofir ësst net Liewensmëttel nëmmen fir d'Zong zefridden ze stellen, mee wielt wat dat richtegt lessen fir de Kierper ass. An dat ass wat ech gemaach hunn, meng Zong kontrolléiert hunn an e Joer laang keng temperéierend a gewierzte Geméis iessen. Awer haut verbrauchen ech Geméis mat Tadka a Gewierzer. Awer denkt drun, ech iessen nach ëmmer Hirse a Getreide.

Béis an Held no Ëmstänn

Vill Iessen kënnen e Béisen oder Helden fir eng bestëmmte Persoun sinn ofhängeg vun den Ëmstänn. Ech wéilt Iech duerch e Beispill erklären. Organesch Erdnuss sinn eng gutt a super Saach. Et ass och komplett reng a well se organesch ass, ass et och fräi vu Chemikalien. Wann eng gesond Persoun dës organesch Erdnuss ësst, dann ass et en Held fir hien, awer wann eng ongesonde Persoun et ësst, virun allem deen deem säi Verdauungssystem schwaach ass, da wäert et als Béis fir hien handelen. Well déi Persoun, deenen hir Verdauungssystem schwaach ass, wäert hien et net verdauen a wéinst Mangel un Verdauung gëtt Ama am Kierper geformt, wat e luesen Gëft ass. Also iessen nëmmen wat Dir verdaue kënnt, net wat Liewensmëttel wuessen. Dëst hunn ech e Beispill vun enger gudder Saach ginn, elo wäert ech e Beispill vun esou enger Saach ginn, déi Villain fir jiddereen ass, och wann et gutt verdaut ass. Mëllech verfügbar um Maart oder Stied. Et ass eng aner Saach datt Dir seng Negativitéit an engem Dag net gesitt, awer et handelt als e luesen Gëft fir Iech. Loosst eis en anert Beispill huelen, virun allem all de Fastfood, deen an Ueleg gekacht ass, wann dee selwechte Fastfood méi schiedlech gemaach soll ginn, da gitt och un datt et aus Maida oder Gramm Miel ass. Och dëst ass e Béise fir jiddereen. Et huet keng heroesch Qualitéiten. Et funktionnéiert och als Slow Poison. Et gëtt eng speziell Saach iwwer Béiser déi lues Gëft maachen, eist Liewen geet weider a mir kennen se net emol als Béiser. Och wa mir krank sinn, wësse mir zu där Zäit nach ëmmer net wéi eng Liewensmëttel als Béiser fir eis handelen a wéi eng Liewensmëttel als Held handelen. Gleeft mir, wann Dir léiert Villain an Hero lessen ze trennen, da bleiwen Krankheeten vun Iech ewech. An eng méi wichteg Saach, déi Dir am Liewen ëmsetzen sollt, ass datt Dir ëmmer Liewensmëttel iesse sollt, wann Dir Äre Feier, Qualitéiten a Mängel berücksichtegt. Well déi uewe genannten dräi Qualitéiten net ëmmer d'selwecht sinn, beaflossen vill Saachen et. wéi d'Wieder. Äert Feier, Tugenden a Mängel bleiwen net an all Saison d'selwecht. Wieder Ech hunn nëmmen ee Beispill ginn, et gi vill aner Faktoren déi et Afloss. Mir wäerten am Detail iwwer Agni, Gunas an Doshas erklären an engem Kapitel mam Titel Léieren vun Ayurveda.

Meng Erfahrung Op Kachen Ueleg

All d'Kachöle, déi a Liewensmëttel benotzt ginn, kucken d'selwecht aus, awer a Wierklechkeet ass et net. E puer Leit soen datt Kachen Ueleg schiedlech fir d'Gesondheet ass. Ech averstanen net mat sengem Punkt. Awer ech soen och datt Kachen

Ueleg de gréisste Feind vun eiser Gesondheet ass. Dir musst denken wéi kann ech béid Saache gläichzäiteg soen. Also ass et néideg der real Realitéit vun Kachen Ueleg ze verstoen. Kale Press Ueleg ass Medizin. Kalpress heescht Kachueleg, deen net mol eng Kéier gekacht ass. Bedenkt datt de Kachöl, deen an Ärer Kichen läit, och eemol gekacht gouf. Et ass eng aner Saach, datt Dir nach net doriwwer wësst. De Kachöl, deen duerch de Kalepressprozess extrahéiert gouf, ass deen eenzegen Ueleg deen net gekacht ass. Elo wann den Ueleg, deen an Ärer Kichen läit, duerch Kältepressprozess extrahéiert gëtt, da funktionnéiert et och als Medizin. Elo ass déi richteg Geschicht datt wat méi Mol den Ueleg gekacht gëtt, wat méi Gëft et ass. Den Ueleg, deen an Ärer Kichen läit, ass nëmmen eemol gekacht ginn, sou datt Dir keng Suergen braucht, awer wann Dir Kale Press benotzt, ass et vill besser fir Är Gesondheet. Awer wësst Dir, wéi vill Mol dat Ueleg gekacht ass nodeems Dir op de Maart gaang ass a frittéiert Saachen iessen, och wann ech soen 1000 Mol, et ass manner. Well deen Ueleg ni ännert, kacht hien déiselwecht gekachten Uelegbar ëmmer erëm an ëmmer erëm bis se aus ass. Dir iesst kee Liewensmëttel andeems Dir op de Maart gitt, awer iesst Gëft. Just Dir wësst net, firwat dëst lues Gëft ass, et verdréit d'Gesondheet lues a lues, sou datt Dir et ni maache kënnt. Den Déif ass bei Iech präsent, just Dir wësst net. Béid Ueleger kucken d'selwecht mat den Aen, also vertrau net d'Aen, awer et ass eng Saach déi erausfannen, dat sinn d'Zellen vun Ärem Kierper. Ech garantéieren datt eise Kierper all richteg a falsch Liewensmëttel erkennt, awer mir ginn gesot datt mir op de Kierper oppassen. Dir gesitt eng meditéierend Persoun andeems Dir him dat falscht lessen fiddert, hie wäert an enger Prise soen, d'Positivitéit an d'Negativitéit vun deem lessen. Dir musst denken datt ech vum Thema wanderen. Nee, Meditatioun heescht Meditatioun ass en Deel vun der Gesondheet. Dofir kritt Dir an dësem Buch, zesumme mam Wëssen iwwer lessen, och d'Regele vun der Ayurveda an d'Verse vum Bhagvat Gyan dh Bhagwat Geeta. A loosst mech lech versécheren, dës dräi hunn voll Bäitrag an Ärer Gesondheet. Ech wäert näischt ëmsoss an dësem Buch schreiwen.

Dir gesitt d'Positivitéit an d'Negativitéit vum Ueleg an den nächsten Themen. Am Liver Cleanse Thema gitt Dir iwwer d'Positivitéit vum Ueleg gewuer an a Meng Erfahrung iwwer Fast Food Thema gesitt Dir d'Negativitéit vum Ueleg.

Meng Erfahrung op Fast Food

Am Oktober 2020 wollt ech en neit Erliefnes maachen, wéi Fastfood eise Kierper beaflosst. No allem, wat ass et am Fastfood, deen eise Kierper schueden, schliisslech ass et d'Liewensmëttel selwer, wéi kann et eise Kierper schueden. All dës Froen geholl, hunn ech ugefaang Fastfood ze iessen. Den Dag wou ech Fastfood giess hunn, wärend ech déi Nuecht schlofen, eng Saach, d'Blutt leeft ganz séier a mengem Kierper, zweetens konnt ech den Otem net op déi bescht Manéier huelen, wéi ech et fréier op déi bescht Manéier geholl hunn. Deeg. Wann Dir net fäeg sidd ze verstoen wat ech gesot hunn, wäert ech mat engem anere Beispill erklären. Hutt Dir jeemools an den Hiwwele vun den Himalaya gewiescht, wa mir déi Hiwwele erreechen, wéi wonnerbar mir ootmen, de ganze Kierper fillt sech liicht, an de Geescht ass mat Freed gefëllt, firwat geschitt dat, Dir wësst, Ären All pure Sauerstoff geet am Kierper, am Iwwerfloss, ass déi drëtt Negativitéit net richteg gebotzt, an Dir kennt d'Nebenwirkung net richteg de Mo ze botzen, datt 90% d'Dier vu Krankheet ass.

Wann Dir an de Fast Food gitt, kritt Dir Saachen. Ee, meescht Fastfood ass aus Maida a Gramm Miel gemaach. De Problem vun der Manda ass, datt et am Mo schlofen geet, ech mengen ze soen, datt de Mo net propper ass, well en an den Darm selwer hält. Besan mécht Gas, an Dir gesitt d'Kraaft vum Gas vum Ufank vun dësem Buch. Dee selwechte Gas huet mech gemaach bis Schilddrüs Onbalance. An zwee Joer Péng getrennt. Den zweete Problem mat Fastfood ass datt d'Ueleg, an deem et gemaach gëtt, e puer Mol gekacht ass. Wat méi den Ueleg gekacht gëtt, wat méi Gëft gëtt. Wat ech uewen beschriwwen hunn, datt den Otem ophält, et ass wéinst dësem dreckeg Ueleg.

Léiert vu Liver Cleanse

Hei wäert ech eng eenzegaarteg Method fir d'Liewerreinigung erzielen. Hei hunn ech d'Thema vun der Leberreinigung net gewielt fir Iech ze soen wéi Dir d'Liewerreinigung maacht, éischter hunn ech dëst Thema gewielt fir ze wëssen wéi Kalpressöl wéi eng Medizin funktionnéiert.

Also hunn ech dës Liewerreinigung gemaach a wéi eng kierperlech Positivitéit ech no der Leberreinigung gesinn hunn, wäerte se och diskutéieren.

Ech hunn dës Liver Cleanse ronderëm oder ronderëm November 2020 gemaach. Et erfuerdert dräi Saachen. Een Epsom Salz, deen aneren Extra Virgin Olivenueleg, deen drëtten Orange oder Tangerine Jus dh Zitrusfruuchtjus. Mir mussen et no eis selwer drénken. Loosst eis soen, mäi Gewiicht ass 60. Ech hunn alles no Mëttes giess. Um 6 Auer owes drénken ech 12 Gramm Epsom Salz gemëscht mat 250 ml Waasser. Um 8 Auer owes drénken ech 12 Gramm Epsom Salz gemëscht mat 250 ml Waasser. De Goût vum Epso Salz ass ganz komesch, et gëtt net gedronk, et gëtt an nëmmen engem Schlag gedronk. Um 22.00 Auer drénken ech 120 ml Zitrusjus gemëscht mat 120 ml extra virgin Olivenueleg. Eng hallef Stonn schlofen ech op der Säit déi Liewer ass, also op der rietser Säit. Duerno schlofen ech no enger hallwer Stonn op menger Säit wéi meng Confort. Ech ginn och zwee bis dräi Mol an der Nuecht op d'Toilette, wou mäi Mo zwee oder dräi Mol gebotzt gëtt. Um 6 Auer moies drénken ech 12 Gramm Epsom Salz gemëscht mat 250 ml Waasser. Um 8 Auer moies drénken ech 60 ml extra virgin Olivenueleg gemëscht mat 60 ml Zitrusjus a schlofen eng hallef Stonn op der rietser Säit. Um 10 Auer moies erëm drénken ech 12 Gramm Epsom Salz gemëscht mat 250 ml Waasser. Hei ass meng Liewerreinigung eriwwer. Elo wäert ech soen wat ech fonnt hunn duerch dëst ze maachen. Nodeems d'Liewerreinigung eriwwer ass, ginn ech ongeféier 4 bis 5 Mol op d'Toilette, wou mäi Mo déiselwecht Zuel vu Mol gebotzt gëtt. E puer Offall kënnt aus dem Kierper. Ee vun hinnen koum aus enger grénger Faarf. Ech hu mech ganz liicht gefillt. Owes maachen ech all Dag Übung wou ech och Push Ups maachen. Virdrun, wéi ech benotzt Push Ups ze schloen, huet mäi Otem ugefaang ze bloating an et war e liichte Péng a menger Këscht. Mee an der Übung vun haut waren déi zwee Saachen verschwonnen. A bis haut gëtt et weder Péng a menger Këscht an Otem ass och am beschten. Meng Verdauung war ganz gutt ginn. Och wann Dir wësst datt et ongeféier 9 bis 10 Méint war, och nodeems ech op enger Diät war, an ech hunn esou vill Benefice vun dëser Diät kritt, datt wat ech méi schreiwen, wat ech manner kréien. Trotz deem Virdeel konnt ech d'Virdeeler vum Liver Cleanse ganz gutt fillen.

Elo wäert ech Iech d'Wëssen stellen, déi ech vu Liver Cleanse kritt hunn. Kale Press Ueleg botzt den Nervesystem. D'Verschwannen vu mëllen

Brustschmerzen an Atemlosegkeet ware Beweis datt meng Nerven komplett geläscht waren.

Op dës Manéier ass Oil Villain an Oil is Hero. Den Ueleg deen ëmmer erëm gekacht gëtt ass Villain an de kale Presseöl dh deen net mol eng Kéier gekacht ass ass den Held. Kale Press Ueleg zitt den Dreck aus de Kierperdeeler a bréngt et aus dem Kierper.

Léif Lieser, Ech hunn d'Liewerreinigung diskutéiert fir d'Wichtegkeet vu kale Pressöl ze weisen. Och wann et fir mech einfach war et ze maachen, awer trotzdem wann iergendeen et wëllt maachen, da maacht et ënner der Opsiicht vun engem erfuerene Persoun.

Léif Lieser, ech schreiwen dëst Buch am August 2022 an haut hunn ech meng Ernährung fir bal zwee Joer a siwe Méint gefollegt. Wärend dësen zwee Joer a siwe Méint hunn ech vill Ännerungen a menger Ernährung gemaach. Wéi de Besoin entstanen ass, sinn och d'Modifikatioune gemaach. Elo wäert ech mat lech all meng modifizéiert Ernährung diskutéieren, déi ech Mount fir Mount geännert hunn. Dir wäert fäheg sinn vill vun dëser ze léieren.

Wat ass Krankheet?

Loosst mech mat lech d'Krankheet deelen, déi ech aus der Erfahrung vu mengem Liewen muss wëssen. Stoppen ass eng Krankheet. Wat hält dëst op a wie hält op a wou gëtt et gestoppt? Dat ass alles wat Dir wësse musst. Dës Krankheet kann Iech net mol beréieren. Et ginn dräi Blockaden an eisem Kierper. Dës dräi Hindernisser sinn onofhängeg a sech. Dat ass, et kann e Link vun dësen dräi Blockade sinn, an dës dräi Blockage kënnen och onofhängeg funktionnéieren. An dësem, wat ech virdru schreiwen, ass seng Wichtegkeet méi wéi déi aner zwee, awer all dräi hunn d'selwecht Wichtegkeet. Déi éischt Blockéierung geschitt am Nervensystem. Hei ass d'Behënnerung aus zwee Grënn. Déi éischt ass déi héich Quantitéit un Zocker am Blutt. Zocker ass plakeg, stécht. Wann et eng exzessiv Quantitéit un Zocker am Blutt ass, da wäert d'Blutt net gutt fléissen. Et gëtt ongeféier 5,5 Liter Blutt an eisem Kierper. Eist Häerz pompelt Blutt aus dem Häerz an de Kierper ongeféier 72 Mol pro Minutt. Wann hien eemol pompelt, schéckt et 70ml Blutt. Et heescht einfach datt d'Quantitéit u Blutt an eisem Kierper an nëmmen enger Minutt am ganze Kierper zirkuléiert. An anere Wierder, mir kënne soen datt 5 Liter Blutt 1400 Mol am ganze Kierper a 24 Stonnen zirkuléiert. Elo vun all dëse Saachen musst Dir d'Wichtegkeet vum Blutt ze botzen geléiert hunn. Ech mengen, Dir wëllt d'Blutt net méi dreckeg halen. Déi zweet Dreck gëtt duerch Ueleg am Blutt verursaacht. Eemol gekachten Ueleg accumuléiert an den Nerven a produzéiert Blockéierung. D'Häerz an de ganze Kierper mussen de Brunt vun dësen zwou Zorte vu Dreck droen, déi an den Nerven accumuléiert. D'Häerz muss méi haart schaffen fir Blutt duerch de Kierper ze pumpen. Wann ech Iech méi Aarbecht maache wéi Är Kapazitéit, wat wäert geschéien, et geschitt nëmme mat lech, et geschitt mam Häerz. Dir musst d'Basisquell vun Häerzkrankheeten verstanen hunn. Déi direkt Verbindung vu Blutdrock a Cholesterin ass mam Häerz.

Déi zweet Blockéierung geschitt an der Digestive Track. Déi éischt Blockéierung ass wann Äre Gas ophält, dat heescht Gas formt sech am Bauch, awer Dir kënnt et net ewechhuelen. Wat iwwer dëst ze soen, deem Gas stoppt a wann hien et net léist, da fänkt d'Krankheeten am Kierper ze zielen. Haut schreiwen ech dëst Buch, et ass nëmme wéinst dësem Gas. D'Wëssen, déi ech haut gewonnen hunn, ass wéinst dësem Gas net ewechzehuelen. Wann de Gas net fäeg ass aus dem Kierper erauszekommen, hält et am Kierper zirkuléiert a verursaacht Entzündung am Kierper. Wéinst deem gëtt d'Verdauungsstreck schwaach. Duerno gëtt weder Liewensmëttel verdaut. A wann d'Iessen net gutt verdaut ass, da kënnt et net eraus. Dat ass, de Mo wäert net propper ginn. Also elo fänkt och den zweeten Hindernis un. Déi éischt Blockéierung ass Gas an déi zweet Blockéierung ass Net-Botzung vum Magen. Elo wann Dir keng Léisung fir si fannt, da fänkt u Spideeler a Kliniken Ronnen ze maachen.

Déi drëtt Blockéierung ass an eisem Kapp. Wann Dir mat eppes am Kapp sëtzt, da wësst Dir datt Äre Geescht en Affer vun der Verstopfung ginn ass. Dëst ass net Verstopfung vum Mo, et ass

Verstopfung vum Geescht. Dir wësst ganz gutt wat duerch Verstopfung geschitt.

Meng Erfahrung op Heem Mëllech (Home Cow oderBuffalo Mëllech)

No 8 Méint vun der Ernärung hunn ech ugefaang mat ville Liewensmëttel ze experimentéieren. Ënnert all dëse Moolzechten war dat eent lessen, op deem ech nach experimentéiere muss, war op hausgemaachte Mëllech. Meng Nout war wéinst der Mëllech déi um Maart verfügbar ass. Et war Beweis u sech datt wéi Mëllech eise Kierper beaflosst. No laanger Waarde krut ech d'Chance fir an d'Duerf ze goen, wat eng Hochzäit am Mee 2021 ugeet. Do sinn eng Kou an e Büffel bei mir am Duerf, an deemools hunn allebéid Mëllech ginn. Hei wäert ech Iech d'Erfahrung vu Mëllech vu Kéi a Büffel soen. Als éischt hunn ech rau Mëllech gedronk, dat heescht Instant Mëllech. Dës Mëllech gëtt verdaut wéi Waasser, et gëtt kee Gas nach Aciditéit vun iergendenger Aart. Gesinn nodeems se Mëllech vu béide Kéi a Büffel drénken. Et war 100% Mëllech dh kee Waasser gouf derbäigesat. Dat zweet Experiment dat ech gemaach hunn war gekachte Mëllech ze drénken, et ass och gutt verdaut ginn, dat eenzegt negativt wat op d'Spëtzt komm ass, datt d'gekachten Mëllech drénken Gas produzéiert.

Dovun ofgesinn hunn ech Curd, Botter etc. konsuméiert, wat all positiv Resultater haten. Kéi a Büffel ginn all Dag an eist Haus geholl fir ze weiden. Wou se dat gréngt Naturgras weit. D'Gras ass komplett natierlech an deem keng Dünger a Pestiziden dobäi komm sinn. Och haut, wann ech d'Maartmilch huelen, entsteet se Aciditéit a seng Aciditéit muss zwee Deeg leiden. An dësen zwee an en halleft Joer hunn ech vill Mol op der Mëllech vum Maart experimentéiert, awer säi Resultat kënnt ëmmer d'selwecht wéi ech am Moment an engem urbanen Gebitt vun Nordindien liewen.

Ech soen nëmmen eng Saach, wann Dir an enger Stad wunnt, da stoppt Mëllech ze konsuméieren, well Mëllech drénken erhéicht d'Gewiicht an d'Aktivitéit vun de Leit, déi an de Stied wunnen, ass och manner, meeschtens offiziell Aarbecht gemaach, also wann Dir an der Stad wunnt. Dir drénkt Mëllech, eent wäert Äert Gewiicht erhéijen an zweetens gëtt et keng Garantie fir d'Rengheet vun der Mëllech. Denkt drun datt keng Maschinn op der Welt d'Rengheet vu Liewensmëttel kontrolléiert ausser Äre Kierper. Eise Kierper ass dee gréissten Tester. Héiert et Wann Dir oppassen, wäert Äre Kierper dat richtegt a falscht lessen soen.

05. Februar 2020 Diät fänkt un (Basis)

(Ech wäert et net Modifikatioun nennen awer ech wäert et Foundation nennen) Well et ass d'Basis, vun hei ass e Kapitel vu mengem Liewen ugefaang.

1. Iessen nëmmen Zalot de ganzen Dag.
2. Huet déi éischt 10-12 Deeg enemas.
3. Spinat an Tomate Jus fréi moies
4. Fir den Owesiessen hunn ech heem gekacht Iessen, Dal, Rais, Roti a Geméis mat Tadka a Gewierzer geholl (d'Iessen war falsch fir mech, wat ech spéider korrigéiert hunn)

(Ech hunn d'Mëllech gestoppt an all Produkter am Zesummenhang mat Mëllech, Veraarbechte Liewensmëttel (Veraarbechte Liewensmëttel heescht, eigentlech d'Liewensmëttel, déi do war, ass net méi do, well eng nei Saach gouf gemaach andeems Dir vill Saachen dran mëscht a gepackt huet andeems Konservéierungsmëttel derbäigesat ginn, sou datt et dauert méi laang.Mir Mënschen mengen, mir hu ganz gutt gemaach andeems mir veraarbechte Liewensmëttel maachen, mee ech weess aus menger Liewenserfarung, datt mir nach net genuch Gehir hunn fir gutt Iessen fir de Kierper ze maachen.Natur huet dëse Verstand an dat preparéiert alles dat bescht Iessen fir eise Kierper), Ech hunn et komplett opgehalen ze huelen.)

(Et ass zwee Auer an der Nuecht, haut konnt ech keng Zäit am Dag kréien, also schreiwen ech nuets, sou datt d'Kontinuitéit bleift, ech gleewen datt wann ech keng Kontinuitéit behalen, da wäert ech ni kënnen dëst Buch am Liewen fäerdeg ze maachen) Wann een mech freet wat déi bescht Qualitéit bei

Iech ass, da wäert ech äntweren datt ech duerch d'Gnod vu Gott all Aarbecht kontinuéierlech maache kann, och wann ech se ganz lues maachen. Och wann ech all Dag déi eng Säit schreiwen, schreiwen ech. Ma, haut hunn ech eréischt um néng Auer an der Nuecht geschlof, also hunn ech scho véier Stonne Schlof geholl, nodeems ech zwou Stonne geschriwwen hunn, ginn ech erëm schlofen. Also léif Lieser, Konsistenz ass eng super Waff vum Erfolleg, bréngt et an Ärem Liewen.

Éischt (1.) Modifikatioun an der Diät - Mäerz, Abrëll 2020

1. Moies e grénge Jus vu batteren Kürbis.
2. Iessen nëmmen Uebst an Zaloten de ganzen Dag.
3. Konsum vun Millets am Iessen.

(Et gouf hei eng gréisser Ännerung, fréier hunn ech Lënsen, Roti, Rais am Iessen giess, wat ech opgehalen hunn an ugefaang Hirse iessen.)

Zweet (2.) Modifikatioun an der Diät

1. Moies e grénge Jus vu Spinat oder Bitter Kürbis.
2. Eng Fruucht haaptsächlech Papaya.
3. Millets am Mëtteg
4. Hirse och am Dinner

(Déi grouss Ännerung hei ass datt Millets, (Simple Khichdi) zweemol ugefaang hunn ze iessen)

Drëtt (3.) Modifikatioun an der Diät - No 8-10 Méint Diät

1. Moies e grénge Jus * vun Spinat.
2. Eng Fruucht am Mueren, haaptsächlech Papaya.
3. Hirse am Nomëtteg 14:00.
4. Organesch Erdnuss vu 50 Gramm bis 100 Gramm (getränkt) ëm 17 Auer.
5. Hirse fir Iessen.

(Hei hunn ech ugefaang organesch Erdnüsse ze iessen andeems se se a gudder Quantitéit ofsoen, well mäi Verdauungssystem enorm gouf nodeems ech d'Diät vun 8-10 Méint gefollegt hunn)

* Benotzt fir Amla mat Spinat an Tomate am grénge Jus ze setzen, well de Wanter war komm, an d'Amla war liicht verfügbar um Maart, d'Stéckbier addéieren botzt de Bauch besser.

Véiert (4.) Modifikatioun an der Diät - No 12-13 Méint Diät

1. Moies e grénge Jus vu Spinat oder Bitter Kürbis.
2. Eng Fruucht am Moien haaptsächlech Papaya, Melon Melon am Abrëll, Mee.
3. Hirse eng Stonn nom Iessen Uebst
4. Hirse am Nomëtteg
5. Owend Soaked Bio Peanuts.
6. Hirse fir Iessen

(Haaptvariatioun, ech hunn 3 Mol ugefaang Hirse iessen)

Fënneften (5.) Modifikatioun an der Diät

1. E grénge Jus moies
2. Eng Fruucht am Mueren haaptsächlech Papaya
3. Hirse mat gekachten Geméis eng Stonn nom Iessen Uebst.
4. Nomëtteg Hirse mat Geméis
5. Owend Soaked Peanuts
6. Dinner Millets mat Geméis

(D'Haaptännerung hei ass, elo hunn ech ugefaang gekachten Tadka a séiss Geméis ze iessen)

Sechste (6.) Modifikatioun an der Diät

1. E grénge Jus moies
2. Eng Fruucht am Mueren haaptsächlech Papaya
3. Nomëtteg Hirse mat Geméis
4. Owend Soaked Bio Peanuts.
5. Dinner Millets mat Geméis

(Fréier, Millets benotzt dräimol an der Ernährung ze iessen, ugefaang hei zweemol ze iessen, hei hunn ech eng Saach geléiert, déi déi keng kierperlech Aarbecht maachen (haard Aarbecht), si sollten nëmmen zweemol gekacht Iessen maachen. Ech hat a mengem ganze Liewen gesinn datt mäi Grousspapp nëmmen zweemol gekacht huet)

Siwente (7.) Modifikatioun an der Diät - Ronn Dezember 2021 bis Abrëll 2022

1. Eng Fruucht am Mueren ass haaptsächlech Papaya, wann et Abrëll oder Mee ass, dann Waassermeloun a Melon
2. Nomëtteg Hirse mat Geméis
3. Owend Soaked Bio Peanuts
4. Weess Roti mat Geméis am Dinner.

(Et ginn zwou Haaptännerungen, een huet gestoppt grénge Jus ze huelen, déi zweet Haaptännerung war Weessbrout fir ongeféier véier bis fënnef Méint iessen, wat gestoppt huet soubal de Summer ugefaang huet.)

Aachte (8.) Modifikatioun an der Diät

1. Eng Uebst Papaya moies
2. Nomëtteg Millets mat Geméis
3. Owend Soaked Bio Peanuts
4. Dinner Millets mat Geméis

(Hirse huet zweemol ugefaang ze iessen an huet Weessbrout gestoppt)

Néngten (9.) Modifikatioun an der Diät - August 2022 - Elo dat ass, wann Dir dëst Buch schreift, Diät

1. Papaya moies
2. Dräi oder véier Bananen no enger Stonn
3. Am Nomëtteg Hirse mat Geméis
4. Owend Peanuts am Waasser fir 8 Stonnen getränkt.
5. Dinner Millets mat Geméis

(Ännerung am Timing vum Iessen Papaya, déi zweet Haaptännerung ass d'Bananen fréi moies iessen, ëm 10 Auer)

Notiz - Wärend der Diät, meng Wunnsëtz ass Nordindien, ech soen d'Residenzplaz well den Effekt vun der Plaz op d'Iessen ass. Well d'Temperatur, d'Feuchtigkeit, d'Wieder, vun zwou verschiddene Plazen gläichzäiteg ënnerschiddlech sinn, an all dës hunn en Effekt op d'Iessen. Dofir, wielt Liewensmëttel no Ärem Feier, Qualitéiten a Mängel.

Kapitel 3
Lektioune Vun Ayurveda

Ech hunn ugefaang Ayurveda ze studéieren vum November 2020. Dat ass, no 10 Méint vun der Ernärung unzefänken. Bis dës Kéier hat ech kee Wëssen iwwer Ayurveda. Meng Probleemer goufen duerch 95% an dësen 10 Méint Diät geheelt. Et gëtt eng speziell Saach iwwer Ayurveda déi ech erlieft hunn, Ayurveda ka ganz gutt verstane ginn vun enger Persoun déi vu Gas a Aciditéit gelidden huet. Aner Leit kënnen Ayurveda ni verstoen. Et gëtt e Grond dofir. Wann ech soen datt 60-70% vun de Krankheeten vun der ganzer Welt aus Gas gebuer sinn, da sidd Dir averstanen. Loosst mech och dovun ausgoen datt Dir dat och versteet well Dir dëst Buch liest, da sidd Dir iergendwou och Gas an Aciditéit konfrontéiert, also musst Dir d'Kraaft vum Gas bekannt hunn, awer eng Persoun an där sengem Bauch Gas produzéiert gëtt an et hëlt et och eraus, déi Leit vun der zweeter Kategorie, deem Mo net Gas produzéiere, obwuel esou eng Persoun nëmmen een an dausende kréien. Well et onméiglech ass null Gas ouni Wëssen ze erreechen. Hei mat Wëssen mengen ech lessen. Richteg a falsch lessen. Wéi eng Liewensmëttel produzéiert Gas a wéi eng Liewensmëttel produzéiert net Gas. Dofir kann d'Stäerkt vum Gas nëmme bekannt ginn vun deem deen de Gas widderstanen huet. An deen deen Gas an Aciditéit gelidden huet wäert déi komplett Ayurveda verstoen. Well all Ayurveda baséiert op Gas, Aciditéit a Phlegm. An et ass absolut richteg datt 90% vun de Weltkrankheeten ënnert hinnen kommen. Loosst eis duerch e Beispill verstoen. Ech ginn mäin eegent Beispill. Meng Problemer fänken un wéinst der Gasstagnatioun. Wéinst dem Stopp vun dësem Gas, Aciditéit, Schilddrüs, flatulence, Insomnia, Onrouen, a mäi Cholesterinspiegel war och iwwer 200. Wann e puer Deeg méi passéiert, géif d'Cholesterinmedizin och ufänken. A wann ech et haut net korrigéiert hätt, da wier et eng Rei vu Krankheeten. Wat ass d'Quell hannert all deem, d'Net-Passivitéit vum Gas. Ayurveda weess, wou ass seng Wuerzel, awer haut d'Allopathie Welt weess net esou eppes. Wësst net oder wëllt net wëssen, Dir denkt drun. Ech deet ganz leed datt en Ayurvedeschen Dokter Allopathie praktizéiert. Vläicht huet d'Ayurveda ni verstanen. Soss ass et net néideg Allopathie ze üben.

Prinzipien vun Ayurveda

De Prinzip vun der Ayurveda ass datt wann déi kierperlech Mängel souguer sinn, da gëtt et Gesondheet, wann d'Doshas erofgoen oder eropgoen, dann ass et ongesond. D'Erhéijung vun der Heefegkeet vu Feeler ass eng Krankheet. Déi dräi Aarte vun Doshas op deenen déi ganz

Ayurveda baséiert sinn Vata dh Loftgas, Pitta dh Aciditéit a Kapha dh Schleim. Et kléngt ganz einfach ze héieren awer ganz schwéier ze verstoen. Ech probéieren dëst virtuéist Wëssen vun Ayurveda an lech an enger einfacher Sprooch ze fléissen. 90% vun de Krankheeten vun der Welt kommen ënner Vata, Pitta a Kapha, also wann Dir dëst Wëssen kennt, da ginn 90% vun de Krankheeten gerett. Déi reschtlech 10% vun de Krankheeten hunn aner Ursaachen. Wéi Bakterien, Pilze, Virus etc.

Diskussioun iwwert déi fënnef grouss Elementer

Eise Kierper besteet aus fënnef Mahabhutas. Äerd, Waasser, Loft, Himmel a Feier. Prithvi heescht Iessen, Waasser, Himmel heescht eidel Plaz am Kierper, Loft heescht Sauerstoff dee mir duerch d'Nues huelen, Feier heescht Sonneliicht. Wann et kee Sonneliicht gëtt, da gëtt et kee kierpere Organismus op der Äerd. Dofir ass et ganz wichteg fir Feier ze huelen.

Et ass ganz wichteg dës fënnef Mahabhutas a equilibréiert Quantitéit ze huelen. Mir erënneren eis nëmmen een Element aus dësen ze huelen, dat ass d'Äerdelement. Mir iessen an iessen a weider iessen, de ganzen Dag iessen mir, all Dag iessen mir, an an der Nuecht iessen a schlofen. Meng Fro ass wéini hutt Dir den Himmel Element ginn. Akash heescht de Kierper eidel halen. Mir iessen Kären dräimol am Dag, an et brauch eng laang Zäit fir Kären ze verdauen. Déi, déi d'Aarbecht vun der kierperlecher Aarbecht maachen, kënnen d'Kären 3 Mol iessen. Awer aner Leit sollten Kären nëmmen zweemol iessen. Snacken ass eng ganz schlecht Gewunnecht, duerfir ass d'Verdauungsstreck ëmmer beschäftegt. An d'Verdauungsstreck kritt net mol eng Chance fir ze raschten. Wéi wäert et sinn wann Dir Iech 24 Stonnen kontinuéierlech maacht? Sonn muss verbraucht ginn. A Stied ginn d'Leit Mangel u Vitamin D, de Grond dofir ass net Sonneliicht ze konsuméieren. Andeems Dir Räucherstäerkt net verbraucht, gëtt d'Liewensmëttel net gutt verdaut, well et e Mangel u Feier am Bauch ass. Wéinst dem Mangel u Vitamin D ass d'Absorptioun vu Kalzium net méiglech, wéinst deem d'Schanken schwaach ginn. Frësch Loft gëtt et zu Brahma Muhurta, a Parken, a Bëscher, op Hiwwelen an an Dierfer asw. Dofir, moies fréi op Brahma Muhurta erwächen, e Spadséiergank an de Parken etc., besicht hiwweleg Plazen, a verbréngt och eng puer Deeg an Ärem Duerf. Nodeems ech an d'Duerf gaang sinn, mécht mäi Kierper bannent e puer Deeg Metamorphose. Gleeft mir, et gëtt en Ënnerscheed tëscht dem Land an dem Himmel an der Stad an am Duerf. Mir kënnen bis an d'Zelle vum Kierper spieren, datt déi gëeegent Plaz fir mech just ass, wou et reng Loft ass, mir verstinn einfach net, well mir gutt no de Kierper gelauschtert hunn, wou mir wunnen, Gedanke ginn anzwousch anescht. Ass. Mir iessen och net virsiichteg. Fir d'éischt gëtt een oder zwee

Bëss gesuergt, duerno geet de Geescht anzwousch anescht.

Op dës Manéier sollten dës fënnef grouss Elementer an der selwechter Quantitéit verbraucht ginn. Wann et Iwwerschoss a Mangel vun engem groussen Element ass, da fänkt d'Krankheet vun do un.

Guna (Natur vun engem Kierper & Natur vun Elementer) Chikitsa

Guna Therapie ass d'Medizin an där mir dës Saache mussen konsuméieren oder déi Saache maachen, déi eis erhéicht Mängel ausgläichen. Et gëtt och negativ Géigendeel zu all positiv Saach an dëser Welt. Also wann richteg benotzt, kann et och benotzt ginn. E puer 3 Doshas, 6 Rasas a fënnef Mahabhutas goufen an Ayurveda beschriwwen. Iessen ass Deel vun hinnen, also wäerte mir d'Liewensmëttel net separat soen. Et ginn 20 Qualitéiten och an Ayurveda ernimmt. Dës 20 Gunas ginn an dësen 3 Doshas, 6 Rasos a fënnef Mahabhutas fonnt. Et ass net néideg datt all 20 Qualitéite vu jidderengem an dësen Doshas, Rasa a super Elementer fonnt kënne ginn, awer e puer Qualitéite wäerten definitiv an hinnen fonnt ginn.

Loosst eis elo duerch e Beispill verstoen wéi dës Qualitéit heelt.

Dir géift en Tëschefall erënneren, wéi ech Waassermeloun a Melon fir déi nächst Deeg fir déi nächst Deeg verbraucht hunn fir d'Steifheit vum Magen op en Enn ze bréngen, wéinst deem meng Bauchsteifheet eriwwer ass, awer de Gas huet ugefaang méi am Bauch ze ginn. De Grond fir exzessiv Gasbildung am Bauch war wéinst der Trockenheet an der Verdauungsstrooss wéinst Waassermeloun a Melon am ganzen Dag iessen. Fir dës Trockenheet ze läschen, hunn ech desi ghee benotzt fir se ze läschen. Ghee huet eng Qualitéit déi mir aliphatesch nennen an d'Trockheet ass de Géigendeel vun aliphatesch. Dat ass wat Qualitéitstherapie ass. E verstäerkten Defekt ze kréien andeems en Objet vu senger entgéintgesater Qualitéit akzeptéiert gëtt, deen Defekt ausgläicht ass d'Heelung vun Tugenden.

20 Eegeschafte

1. Guru (Heavy) - Laghu (Liicht)
2. Manda (Slow) - Tiksna (Quick, Fast)
3. Schäiss (Kält) - Ushna (Hot)
4. Snigdha (Unctuous) - Ruksa (Dréchen)
5. Sleksna (Smooth) - Khara (Rought)
6. Sandra (Solid) - Dravya (Flësseg)
7. Mridu (Soft) - Kathina (Hard)
8. Sthir (Stabil) - Chala (Bewegt, Onstabil)
9. Suksma (Kleng) - Stool (Big)
10. Vishudha (Non Slimy) - Pichhal (Slimy)

D'Qualitéite vu Vata - rau, kuerz, kal, haart, subtil, bewegbar, dréchen, liicht
Eegeschafte vun Pit Acid -fetteg, schaarf, waarm, liicht, fleischeg Geroch, verbreet a flësseg.
Qualitéite vu Kapha -stänneg, stabil, schwéier, lues, kal a mëll.

Kierper Made of Seven Dhatus

Eise Kierper besteet aus siwen Dhatus. Et ass déi folgend.
Rasa (Plasma), Blutt, Muskelen, Fett, Schanken, Marrow, Sukra (Reproduktiounssystem)
Och vun dësen Dhatus ze sinn ass gesond a komesch ze sinn ass ongesond. Ayurveda schwätzt iwwer Gläichgewiicht an dëse System baséiert op et. Iwwerschoss an Zerfall vun eppes si béid fatal. Dofir geet d'Ayurveda op d'Wurzel. Vata, Pitta a Kapha sinn d'Wurzelursaach vun all Krankheet. An dat ass och eng Realitéit. Dir kënnt dat ganz gutt duerch meng Geschicht verstoen. An der ganzer Geschicht gesitt Dir datt ech d'Feeler korrigéiert hunn. Wéi och ëmmer, zu där Zäit wou ech d'Diät ugefaang hunn, hunn ech kee Wëssen iwwer Ayurveda. Ech starten Diät de 5. Februar 2020 an ech fänken un Ayurveda ze studéieren andeems ech am November oder Dezember 2020 goen.

Wat och ëmmer mir iessen, als éischt gëtt Jus geformt, da gëtt Blutt geformt, dann Muskelen, dann

Fett, dann Schanken, dann Knochenmark, duerno gëtt Spermien geformt. Dofir huet Shukra Dhatu grouss Bedeitung. Offäll ni Sukra Dhatu.

Elo vun hei wäert ech mäin eegene Wee soen fir déi dräi Doshas Vata, Pitta a Kapha an der Ayurveda ze halen, déi ech aus mengem Liewenserfarungen geléiert hunn.

Wann ech d'ganz Ayurveda beschreiwen, wäert et e Buch vun 1000 Säiten ginn an Dir wäert näisch verstoen. Dofir halen ech meng Erfahrungen an der einfachster Sprooch virun Iech.

Et ginn dräi Grënn fir Vata Ongläichgewiicht ze hunn. Déi éischt ass de cumuléierten Dreck am Kierper. Wa mir falsch lessen iessen an dat falscht lessen geet net aus dem Kierper a gëtt an eisen Darm gespäichert. Dëse Geroch generéiert ëmmer erëm Loft. Fir mat dësem Problem ëmzegoen, musse mir eise Kierper botzen. Follegt dës Method fir Botzen, maachen Enema zweemol fir déi éischt siwen Deeg. Fir déi nächst siwen Deeg, Enema soll nëmmen eemol gemaach ginn, dat ass, all Moien. Ech hunn d'Wuert Enema vill Mol benotzt, vläicht kennen e puer Leit net iwwer Enema, also beschreiwen ech et esou. Enema ass eng Këscht. An deem bis zu 1500ml Waasser gefëllt ka ginn. D'Päif ass vun enger Säit mat der Këscht verbonnen a vun der anerer Säit muss an den Anus agesat ginn. Op dës Manéier kënnt Waasser an eisem Colon erof. Halt elo d'Waasser fir 5 Minutten.

Waasser mëllt déi haart Hocker an zitt d'Hocker eraus, déi zënter ville Joere gefruer sinn. Sidd net iwwerrascht, d'Fees hate sech zënter ville Joeren accumuléiert. Dir sidd krank wéinst dësem gefruerenen Mess. Enema ass och e Kaddo vun der Ayurveda, an Ayurveda gëtt et Vasti Kriya genannt. D'Temperatur vum Waasser, deen Dir an et setzt, sollt gläichméisseg sinn, dat heescht, weder ze kal nach ze waarm. Huelt e grénge Jus moies. Grénge Jus botzt de ganze Verdauungsstreck. Iessen nëmmen Uebst an Zaloten de ganzen Dag. Ënnert de Friichten ass Papaya gutt fir de Bauch. Wann et Aciditéit ass, konsuméiere keng Zitrusfrüchte wéi Orange, Tangerine, Zitroun etc. Et ass net schiedlech fir d'Gesondheet, awer fir déi, déi hir Aciditéit irritéiert, dh Onrou. Stop de Konsum vu Getreide. Iessen Uebst an Zaloten ganze day.Cook an iessen Millets op enger Zäit an der Nuecht. Benotzt keng Tempering a Gewierzer an Hirse. Op dës Manéier gëtt de Kierper komplett gereinegt.

Den zweeten Haaptgrënn fir d'Gasbildung ass gasformend Liewensmëttel wéi Rajma, all Zorte vu Impulser, Gramm, Kartoffel, Kabes, Choufleur, Rettich, Mëllech, an all Fastfood, Saachen aus Maida, Saachen aus Gramm Miel. Ech wéilt strikt instruéieren wann Dir vu Gas besuergt sidd a wann Dir eng vun dëse Saachen verbraucht, da gëtt Gas sécher geformt.
Den drëtte Grond fir d'Gasbildung ass d'Trockheet am Kierper. Dëst geschitt nëmmen an enger Situatioun, wa mir de Kierper komplett botzen. Elo

sëtzt net iwwerall ze denken, datt duerch d'Botzung vum Kierper d'Trockheet kënnt, soss kënnt Dir ni am Liewen erholen. Et ass ganz wichteg de Kierper ze botzen. Mir hunn d'Waff fir d'Ruheheet ze botzen. An nëmmen erfuerene Leit wäerten dës Waff kennen. Fir d'Trocknung ze entfernen, wann Dir Hirse an der Nuecht kacht, zwee bis dräi Läffel Ghee addéieren an iessen. Dëse Ghee soll nëmme fir 10-12 Deeg kontinuéierlech giess ginn. Duerno stoppen d'Ghee ze konsuméieren. Ghee Aarbecht ass eriwwer.

Léif Lieser, dëst Wëssen ass ganz wäertvoll, et ass d'Wësse vu menge Erfahrungen. Dir wäert et néierens soss kréien, also notéiert et virsiichteg an gëlt et am Liewen. Also dräi Haaptgrënn fir dës Gasbildung. Wann Dir dës Methode befollegt, kritt Dir definitiv Victoire op de Gas.

Et ginn haaptsächlech zwee bis dräi Haaptgrënn fir seng Bildung vu Pita dh Aciditéit. Den éischten Haaptgrond ass Gas. Dir musst denken datt wéi Gas Säure ka maachen. mee et stëmmt. Alles wat ech soen ass Wëssen iwwer Erfahrung. D'Persoun, där säi Gas verduerwe gëtt an hien de Gas net kann ewechhuelen. Säi Gas hält duerch de Kierper zirkuléiert.

Dee selwechte Gas geet an de rotéierende Mo. De Mo fillt datt e puer verdaubar Saach komm ass an de Bauch fänkt Säure fräi. Op dës Manéier, och wann Dir näischt iesst, gëtt Seier am Mo geformt. Dofir, wann Seier op engem eidle Mo ufänkt ze bilden, ruinéiert se déi iewescht Schicht vum Magen. Dokteren ruffen dës Konditiounen als Gastritis an H Pylori Infektioun. Et ass näischt anescht wéi Aciditéit déi Äre Bauch all Dag ruinéiert. Ech schaffen an dësem Beräich fir déi lescht zwee Joer an ech hunn Honnerte vu Fäll mat dësem Problem Zesummenhang, wou Leit H Pylori Kit véier Mol giess hunn, mä hire Problem war do. Awer andeems Dir Är Ernärung duerch dës einfach Ernährung verännert, kontrolléiert nëmmen Är Aciditéit a komplett eliminéiert Gastric, H Pylori. Ech wëll ee vun dëse Fäll ernimmen, deen am Indian Navy Team schafft. Hie war zënter ville Joeren un dësem Problem leiden. Hien huet lakhs vu Rupien ausginn an huet Ronne vu ville groussen a grousse Spideeler gemaach. Déi Deeg wou ech mat him geschwat hunn, war hien nach ëmmer am Spidol. Hien huet keng Method opginn. Sief et Allopathie, Ayurveda, Homöopathie etc. An der Allopathie hat hien oft H Pylori Kit giess. Während dem Gespréich hunn ech him d'Wurzel vum Problem erkläert. Well ech selwer mat deem Problem konfrontéiert waren, sou kann ech och déi ganz Geschicht dovunner. Hien huet ugefaang der Diät ze verfollegen an ass haut komplett gesond. Eigentlech verstinn mir lessen ganz einfach, mir vergiessen datt dëse Kierper aus deem lessen ass. Also wäert de Kierper wéi d'Liewensmëttel ginn, déi Dir hëlt. Et gi vill Leit, déi vun dësem Problem lass sinn, andeems se hir Ernährung änneren. Et ass just eng Saach vu gëschter datt eng Persoun déi an Australien wunnt dee selwechte Problem huet. Gefollegt dës Diät fir déi lescht annerhallwe Méint a si hunn Erliichterung bis zu 70-80%. Hien huet dës Diät selwer gewielt, hie war midd vun iwwerall. Hien huet all Medikamenter geholl. Déi leschte Kéier wou hien H Pylori Kit gefiddert gouf, konnt hien et nëmme fir dräi Deeg fäerdeg maachen. D'Reaktioun vun dëser Medizin war sou datt säin Häerzschlag eropgeet an hien huet ugefaang eleng eraus ze goen. Elo wëllen se net zréck kucken wéi Allopathie Medikamenter. Wéi hien an annerhallwe Méint erholl huet, huet hien eng Iddi datt wann hien dës Diät fir 8-10 Méint follegt, da wäert hien ganz gutt sinn.

Schwätzen iwwer d'Reaktioun vum H Pylori Kit, et gëtt en anere Fall, et ass no dräi bis véier Deeg, datt hien an enger multinationaler Firma vu Gurgaon schafft. Hien huet gesot datt ech den Dokter H Pylori Kit vill Mol gefiddert gi sinn. Wann hien en aneren Dokter besicht huet, huet hien och datselwecht Medikament geschriwwen, elo seet hien datt ech stierwen, awer ech wäert dës Medizin net iessen. Well d'Reaktioun vun dësem Medikament sou schwéier ass datt et net einfach ass ze droen. Eigentlech ass ee vun dësen Medikamenter Clarithromycin, dat ass just Täter. An deem H Pylori Kit gëtt et eng Reaktioun wéinst dësem Medikament. Schwätzen iwwer de Fall vun Australien, hie muss soen. Mäin Häerzschlag ass nach ëmmer net sou normal wéi virdrun.

Iessen ass den drëtten Haaptgrond fir d'Verschlechterung vu Pitta. D'Liewensmëttel, déi Aciditéit mécht, ass Mëllech an all Zorte vu Impulser.

Notéiert datt ech Alkohol an Net Veg iwwerall ernimmt hunn, well ech scho ugeholl hunn datt Non Veg weder eng Saach ass fir eis ze iessen an Alkohol ass och net eng Saach fir eis ze drénken. Dofir ginn se néierens ernimmt. Firwat soll ech schwätzen iwwer dat wat net eist Iessen an Drénken ass? Déi nächst Saach, déi Säure verursaacht, ass Téi a Kaffi. Béid vun désen maachen enorm Säuren. Notéiert se an halen se. Soulaang Dir net un Aciditéit leiden, da iesst Dir Mëllech a Pulser andeems Dir dréckt, et ass kee Problem, awer soubal Är Aciditéit verschlechtert gëtt, fänken déi zwee och Säure un. Konsum vun all dëse soll an Aciditéit gestoppt ginn.

Eng aner Erfahrung am Zesummenhang mat Pitta Ech géif gären mat Iech deelen datt wann d'Waasser an Ärer Plaz net richteg ass, da wäert dëst Waasser d'Aarbecht maachen fir Aciditéit ze maachen. Kachen Waasser a drénken et. Wann Dir d'Diät vun mir erwähnt befollegt, da wäert et net néideg sinn Waasser separat dran ze huelen, Uebst an Zaloten enthalen nëmmen 95% Waasser.

Et ass net néideg Gas an Aciditéit getrennt ze behandelen. Wann Dir de Gas selwer geheelt, gëtt d'Aciditéit automatesch geheelt. Well Aciditéit ass mat Gas selwer verbonnen. Jo et brauch Zäit. Dofir musst Dir e bësse Aciditéit droen an der Zäit déi et dauert. Soubal Dir d'Diät ufänkt, gëtt Är Aciditéit op 70-80% reduzéiert. Dir kënnt indeschen Mishri an dësem benotzen, wann Dir eng brennend

Sensatioun fillt. Mishri reduzéiert d'Aciditéit direkt. Et dauert 7-8 Méint fir d'Aciditéit komplett duerch dës Diät geheelt ze ginn, wéi meng eegen Erfahrung, also gitt net séier a befollegt d'Diät mat voller Éierlechkeet. Op dës Manéier, wann Dir weider mat der Diät mat voller Éierlechkeet geet, da kënnt Ären alen Kierper zréck. Besonnesch op eng Saach oppassen, wann d'Aciditéit al gëtt, da follegt de Kierper et wéi eng Regel a gläichzäiteg wéi d'Säure haut gemaach gëtt, mécht se muer zur selwechter Zäit Säure, sou klëmmt d'Säure iwwer d'Liewensmëttel , An automatesch fänkt de Kierper Säure un. An dësen Ëmstänn fänken och negativ Gedanken un sauer ze ginn, ech soen Iech dat alles aus menger eegener Erfahrung. Wësst just dëst datt all d'Problemer geheelt ginn, denkt net datt dës Säure fir d'Liewen dauert. Haut hunn ech net nëmmen meng Erfahrung, mee och d'Erfahrung vun Dausende vun anere Leit. Ech schaffen an dësem Beräich vun de leschten zwee Joer.
Diät ass do, ech hunn am Detail an de fréiere Kapitelen diskutéiert.

Bis elo hunn ech iwwer zwee Doshas vun Ayurveda geschwat, wann Dir dës Doshas kontrolléiere kënnt, da gleeft mir datt Dir 70-80% Krankheeten vun der Welt kontrolléiert.

Elo wäerte mir iwwer Kapha diskutéieren, déi drëtt Dosha vun Ayurveda.
Kapha- viskos, kal, schwéier, aliphatesch, séiss. All dës sinn Eegeschafte vu Kapha. Wann Kapha soll

geheelt ginn, da musse Saachen mat entgéintgesate Properties giess ginn. Wann Dir méi Séissegkeeten iesst, da wäert de Phlegm eropgoen. Och wann Dir kal iesst, wäert de Phlegm eropgoen. Ghee iessen wäert d'Phlegm erhéijen. Och wann Dir Mëllech drénkt, wäert et wuessen. Also konsuméiere se net am Fall vun enger verstäerkter Phlegm. De Kierper soll eidel gehal ginn. Warm Getränk sollt gedronk ginn, an deem Nelken, schwaarze Peffer, asw. Well d'Qualitéit vu Kapha ass séiss, an de Géigendeel vu séiss ass schaarf an astringent. Bittere Kürbisjus a Sträichbeeren sollten verbraucht ginn. Andeems Dir Räucheräure konsuméiert, schmëlzt de Phlegm an et kënnt aus dem Kierper. Kapha ass kal an d'Sonn ass waarm, also si si vis-à-vis vuneneen. Et war eng Zort Heelung. Déi selwecht Ernährung wäert an Houscht Krankheeten funktionnéieren, déi ech fir Gas an Aciditéit gesot hunn. Just hei musst Dir Är Intelligenz e bësse benotzen, well d'Qualitéit vu Phlegm a Gas kal ass an d'Qualitéit vun der Säure waarm ass. Wann Dir dës Diät am Wanter ufänkt, da kann Hirse méi giess ginn. Wann Dir dës Ernärung am Summer ufänkt, da iesst Uebst an Zaloten de ganzen Dag an iesst Hirse eemol an der Nuecht. Wann et e Problem ass fir Uebst a Zaloten am Problem vu Phlegm ze iessen, kënnt Dir Millets zweemol oder dräimol huelen. Iwwregens, et ass kee Problem, well an de leschten zwee Joer vill Leit hunn hir phlegm Zesummenhang Problemer duerch dës Ernährung geheelt.

Also dëst war meng Erfahrung fir Vata, Pitta a Kapha Dosha ze balanséieren, déi ech mat Iech gedeelt hunn.

Ritucharya (Saison)

Laut Ayurveda a menger Erfahrung kënne mir d'ganzt Joer net datselwecht lessen iessen. Well d'Feier dat d'Liewensmëttel verdaut an eis sëtzt, bleift et net d'selwecht iwwer d'Joer, also wéi kënne mir datselwecht lessen d'ganzt Joer iessen. Ech hunn eng Erfahrung, an der verreenten Saison gëtt mäi Feier ganz manner. Mäin Appetit geet och deementspriechend erof. Ech reduzéieren d'Quantitéit vu mengem lessen. Wann ech dat net maachen, da wäert ech sécher krank ginn. Just dëse klengen Ënnerscheed mécht eng Persoun krank a gesond. E weise Mann ësst ëmmer no sengem Feier an Honger. Awer eng ignorant Persoun no der Auer, no der Quantitéit op der Teller zerwéiert, a wann d'lessen schmackhaft ass, da ësst hien et souguer mat engem Schlof.
Et reent an dëse Méint Juli, August, September. An dëst ass och de Mount vun der Aciditéit. De Problem vun der Aciditéit ass méi an dëse Méint. Dir musst drun erënneren datt meng Probleemer am August 2018 verschlechtert goufen an et war Aciditéit. Konnt déi Aciditéit net erkennen. Well virdrun hunn ech nach ni Problemer am Liewen konfrontéiert, Aciditéit a Verstopfung, ech wousst net emol wat et

ass. Ayurveda akzeptéiert och datt Pitta während dëse Méint accumuléiert.

Ähnlech, am Wanter erhéicht de Phlegm a gëtt deforméiert. D'Deformitéit wäert optrieden wann Dir Hust-erhéijend Objeten huelen. Wann Dir Liewensmëttel mat entgéintgesate Qualitéite vu Kapha huelen, da bleift Kapha souguer. Awer net wann mir et iessen, wa mir d'Wëssen hunn, datt d'Doshas eropgoen a wéi eng Joreszäiten a wéi eng Liewensmëttel dës Mängel erofgoen. Dofir ësst e weise Mann a Moderatioun an hält seng Feeler am Gläichgewiicht, a bleift also während sengem Liewen gesond.

Dincharya (Daily Routine)

Just wéi d'Doshas a verschiddene Joreszäiten erofgoen an eropgoen, bleiwen ähnlech all Doshas vum Dag net d'selwecht. Ech erënnere mech datt et eng Zäit war wou mäi Bauch benotzt gouf wéi e Ballon. D'Zäit fir Flatulenz war fréier tëscht 4 Auer a 6 Auer. D'Zäit vum Wand ass déi lescht Auer vum Dag, an déi lescht Auer vun der Nuecht. Pitta Zäit ass Mëttes Mëtteg a Mëtterternuecht. Ech wëll och hei en Tëschefall deelen. Dir erënnert lech drun, datt ech op enger Plaz ernimmt hunn, wéi ech fréier an der Mëtt vun der Nuecht opstoen a meng Iessen iessen. Gutt, wien um Mëtterternuecht ësst, et war meng Zwang fir Iessen ze iessen. Net datt ech et aus Hobby gemaach hunn. Um Mëtterternuecht huet d'Aciditéit am Bauch ugefaang ze bilden, an hie benotzt Iessen ze huelen fir déiselwecht Pitta z'ënnerdrécken an ze berouegen. Heiansdo hunn ech och kal kal Mëllech drénken. Also et ass absolut wouer datt d'Zäit vu Pitta Mëtt ass, egal ob et an der Mëtt vum Dag oder der Mëtt vun der Nuecht ass.

D'Zäit vu Kapha ass den Ufank vum Dag an den Ufank vun der Nuecht dh moies an owes. Op dës Manéier, wa mir wëssen, datt zu wéi enger Zäit vum Dag, wéi eng Dosha eropgeet oder erofgeet, Dir iesst no deene Mängel.

Ech wäert net iwwer Ayurvedesch Medikamenter schwätzen, well meng Erfahrung ass datt Uebst a Geméis all medizinesch Eegeschaften hunn. Ech hunn all meng Krankheeten geheelt andeems ech nëmmen Uebst, Zaloten a Hirse verbrauchen. An elo ass d'Erfahrung vun Dausende vun anere Leit och zu dëser Erfahrung vu mir bäigefüügt. Well ech schaffen an dësem Beräich vun de leschten zwee Joer. Notéiert datt ech net soen datt Ayurvedesch Medikamenter nëtzlos sinn. Wann ee wëllt, kann een se och konsuméieren, well Ayurvedesch Medikamenter si ganz natierlech, d'Naturgeschenk, an d'Naturheelmëttel profitéieren.

Langhanam Param Aushadham (Fasten ass déi bescht Medizin)

Langhanam heescht Fasten. Et gëtt an Ayurveda gesot datt Langhanam Param Aushadhaam, dat heescht Fasten ass déi gréisste Medizin. An dat stëmmt och. Et gouf gesinn datt d'Leit lessen iessen ouni Honger. De Kierper brauch net lessen, awer ësst et. D'Auer kucken an iessen. Et muss een dräimol am ganzen Dag iessen, ob et Honger ass oder net. Et ass och eng Haaptwurzel vu Krankheeten. Wann d'lessen ouni Honger giess gëtt, gëtt d'Gastritis scho verlangsamt, a wann d'lessen ouni Honger giess gëtt, gëtt et méi lues. Mir halen net hei op, mee elo gëtt et och Snacks, Téi, Samosa, Jalebi, Kichelcher, Namkeen Chips etc. Dat alles get separat nom Dräimol am Dag giess. Dëst ass wéi eise Kierper 24 Stonnen den Dag funktionnéiert. Wou ausser e puer Deeler vum Kierper, all aner Organer Rou brauchen. Loosst eis duerch e Beispill verstoen. Ugeholl, Dir sidd e Chauffer a loosst mech Iech soen datt Dir déi nächst dräi Deeg kontinuéierlech fuert. Dir sollt och net während dësen dräi Deeg schlofen. Et gëtt all Méiglechkeet datt Dir en Autosaccident mécht. Datselwecht ass de Fall mat den Deeler vun eisem Kierper. Si brauchen och Rou. Langhanam heescht Fasten déi Rou ubitt. Den Heelprozess gëtt während Langhanam beschleunegt. Extra Glukos gëtt absorbéiert. Déi extra Fett fänkt un ze schmëlzen.

Wat och ëmmer extra am Kierper ass, Langhanam balancéiert et. Ech këmmere mech besonnesch ëm Langhanam. Den Design vu menger Ernährung ass sou datt et an der Diät selwer iwwerspréngt gëtt. Uebst, Zaloten a Hirse gi ganz séier verdaut. Op dës Manéier, wann d'Saache séier verdaut ginn, bleift de Kierper fir de Rescht vun der Zäit eidel an erfëllt seng Heelen an d'Ongläichgewiicht korrigéieren.

Enema

Enema, déi ech schonn am Detail beschriwwen hunn. Enema ass de Kaddo vun der Ayurveda, déi mir elo mat dësem Numm an der moderner Ära kennen.

Triphala

Triphala besteet aus dräi Friichten. Amla, Haran a Bahera. Et soll an dësem Verhältnis benotzt ginn Amla 3 Verhältnis, Haran 2 Verhältnis, a Bahera 1 Verhältnis. Dëse Verhältnis ass fir de Mo ze botzen. Et gëtt eng Beschreiwung vu verschiddene Proportiounen a verschiddene Krankheeten an Ayurveda. Amla ass eng vun de wéinege Friichten op der Welt, an deenen am Ganzen fënnef Jusen fonnt ginn. De Goût vun Amla, Haran, a Bahera gesäit bal d'selwecht aus. Triphala wierkt als

fänkt d'Krankheet un. Dëst ass d'Wurzel vu Gas, Acidiéit a Verstopfung.

Hirse ass en net sauer Kär. Déi Persoun, déi Aciditéit huet, soll Hirse huelen anstatt Weess. All Liewensmëttelartikel huet säin eegene Tasheer. Tasheer heescht datt et an de Kierper geet an Hëtzt schaaft, gläichméisseg bleift oder Coolness gëtt. Och wann den Ënnerscheed kleng ass an eng gesond Persoun kann dësen Ënnerscheed net emol fillen, awer fir eng schlecht Persoun ass dësen Ënnerscheed wéi e groussen.

D'Schéinheet vun Hirse ass datt et och Bluttzocker kontrolléiert. Et ass fäeg dëst ze maachen wéinst senger Faser. Als e equilibréierte Betrag u Faser ass et lues Glukos fräi. Wéinst deem bleift d'Quantitéit un Zocker am Blutt net héich. Ech hu vill Fäll verfügbar déi hiren Zocker duerch Hirse kontrolléiert hunn. Haut sinn all déi Leit fräi vun Zocker Medikamenter. Nach eng Saach muss am Kapp behalen ginn, wat d'Resultat nach besser mécht, ier Dir Hirse iessen, 200 bis 250 Gramm Zalot iessen. Mir hu gesinn datt déi, déi Salat mat Hirse verbraucht hunn, hiren Zocker besser kontrolléiert gouf wéi déi, déi nëmmen Hirse verbraucht hunn.

Hirse gëtt haaptsächlech an 9-10 Typen an eisem Land fonnt. Awer ech wäert nëmme vu fënnef Hirse schwätzen. Well d'Quantitéit u Faser an dëse fënnef Hirse liicht méi héich ass wéi de Rescht. Et ass wéi follegt respektiv. 1. Brown Top (Gréng Kangni), 2.

Foxtail (Kangni), 3. Kodo (Kodra) 4. Little (Kutki), 5. Barnyard (Sanwa)

Soak fir 8 Stonnen ier Dir Hirse mécht. Et gëtt gutt verdaut andeems d'Liewensmëttel erwächen, well et eng gutt Quantitéit u Faser huet, sou datt et ganz wichteg ass. Nom Soaking, maacht et wéi Reis a verbraucht et. Op dës Manéier ersetzen Weess a Reis komplett duerch Hirse.

Bio Peanuts

Meng Haaptquell vu Protein a Fett ass Erdnuss. Soak et a Waasser fir aacht Stonnen, da verbraucht et, déi bescht Zäit fir et ze konsuméieren ass no Mëtteg. Konsuméiere se net fréi moies, well et ass ganz schwéier ze verdauen. Dofir konsuméiere se nëmmen no 8-10 Méint no der Start vun der Diät. No aacht bis zéng Méint Diät gëtt den Verdauungssystem ganz staark. Wienem Verdauungssystem staark ass, kann hien et konsuméieren soubal hien d'Diät ufänkt. Peanuts enthalen 50% héichqualitativ Fett, an 25% héije Proteinniveauen. De Protein, deen dran ass, ass um Niveau vu Mëllech a Fleesch. Et kann och vu Leit verbraucht ginn, déi un Zocker leiden, well d'Quantitéit u Kuelenhydrater manner ass. Eng aner Feature, déi ech an aner Diät-folgend Leit gemierkt hunn, ass datt et de Colon ganz gutt gebotzt gëtt nodeems se et iessen.

Spiritualitéit, de Bhagavad Gita, an d'Erreeche vum Bhagavad Gyan

Dëst Buch representéiert mech wierklech. Egal wat Wëssen a mir enthält, wat och ëmmer ech am Liewen duerch d'Gnod vu Gott geléiert hunn, ech wäert dat alles an dësem Buch integréieren. Egal ob et mat Iessen, Ayurveda oder Spiritualitéit verbonnen ass.

Wat och ëmmer mir diskutéiert hunn, war d'Wëssen vum kierperleche Kierper an Uerdnung ze halen. Elo schwätze mir iwwer d'Kontroll vum subtile Kierper dh Geescht, Intellekt a Sënner. Eise Kierper ass net nëmmen e kierperleche Kierper. A senger Essenz sinn déi subtile Kierper a Séil och verbonnen. All dës maachen e Mënsch aus. Krankheet kënnt net nëmmen am kierperleche Kierper, awer och am subtile Kierper. Dëst Kapitel wäert schwätzen iwwer de subtile Kierper gesond ze halen. Dës Krankheet gëtt an der heiteger Sprooch e psychologesche Problem genannt. Dëse Problem ass am Geescht. Dës Krankheet ass näischt wéi nëmmen an nëmmen Angscht. Angscht entsteet aus Ignoranz, wa mir Wëssen hunn, da wäert eis Angscht och ophalen. Dëst Kapitel ass nëmmen iwwer Wëssen. Dëst Wësse vun der Wourecht ass net mäin. Dëst

Wëssen gëtt vum Här selwer gesot. An dësem Kapitel wäert ech Iech datselwecht Wëssen an einfacher Sprooch erklären. De Grond fir d'Angscht, déi an eisem Kapp entstinn, ass datt mir net d'Wësse vun eiser eegener Natur hunn. Wou si mir hierkommen, wou wäerte mir goen nodeems mir de Kierper vum Doud verlooss hunn? Wat ass eisen Zweck op dëser Äerd? Gëtt et eng Welt doriwwer eraus? Gëtt et een nach méi staark? Wann all dës Froen geäntwert ginn, da wäert eise Geescht a Fridden sinn. Et gëtt Zefriddenheet am Kapp an Dir kënnt Är Aarbecht op eng gemittlech Manéier maachen. An dësem Kapitel schwätze mir och iwwer Meditatioun zesumme mam Wëssen vu Gott. Et ass néideg déi zwee zesummen ze maachen, dat ass meng Erfahrung.

Léif Lieser, ech hunn e puer Verse vum Bhagavad Gita a mengem Liewen bruecht. Déi Verse goufen memoriséiert. Ech sangen se all Dag. Déif Meditatioun ass och op dëse Verse gemaach ginn. Mat dësem Wëssen sinn ech transforméiert ginn an Äert Liewen wäert och geännert ginn. Mäi Liewen huet geännert, also ech integréieren dëst Wëssen an dësem Buch. Mat dësem Wëssen vu Gott hunn ech d'Äntwert op all Liewensfro fonnt. Et gëtt keng esou Fro op dëser Welt, déi Gott net an der Bhagavad Gita geäntwert huet. Zënter datt ech dëst Wëssen erliewt hunn, stinn ech néierens a mengem Liewen. Dacks bleiwe mir op ville Plazen. Net fäeg Entscheedungen ënner bestëmmten Ëmstänn ze huelen. Kann net emol tëscht richteg a falsch ënnerscheeden. Awer wann Dir d'Wëssen vu Gott hutt, da wäert Dir d'Decisioun an engem Jiffy huelen. Et ginn zwou Saachen an dëser materieller Welt, eng Realitéit an déi aner Maya. Bis haut hu mir all d'Maya als d'Realitéit ugesinn a mir hu kee Wëssen iwwer wat d'Realitéit ass. Dëst ass d'Ursaach vun eisem Trauer. Leed ass näischt mee all Misär entsteet aus dëser Ignoranz. No dësem Wëssen kënnt Dir den Ënnerscheed tëscht Realitéit a Maya wëssen. Mat dësem genaue Wëssen wäerten all Är Leed ophalen.

Eng Saach déi ech gemierkt hunn ass datt net nëmmen an Indien, mee iwwerall op der Welt mir nëmmen de kierperleche Kierper behandelen. All d'Spideeler, Kliniken behandelen nëmmen de kierperleche Kierper. Dëst ass de Grond firwat mir net de vollen Benefice kréien. Engersäits kréie mir Behandlung an op der anerer Säit iesse mir Pëllen fir Depressioun an Insomnia. Fir de Geescht ze kontrolléieren an de Geescht ze heelen gëtt net vun dëse Pillen gemaach. Schlof wäert net aus Pillen kommen. Wann Dir schlooft nodeems Dir haut eng Pille geholl hutt, da schléift Dir no 4 Méint no 2 Pëllen. Well elo funktionnéiert d'Dosis vun enger Pille net. Op dës Manéier wäert d'Quantitéit weider eropgoen, wéivill Pëllen iessen Dir. Dofir ass et ganz wichteg Wëssen iwwer déi ultimativ Wourecht ze hunn. Well nodeems Dir déi ultimativ Wourecht kennt, gëtt keng Medizin méi gebraucht.

Bhagwat Gita - E puer Verse

na jāyate mriyate vā kadāchin
nāyaṁ bhūtvā bhavitā vā na bhūyaḥ
Organisatioun nityaḥ śhāśhvato 'yaṁ
purāṇo
na hanyate hanyamāne śharīre - 2.20

D'Séil gëtt weder gebuer, nach stierft se ni; nach eemol existéiert hunn, hält et jeemools op. D'Séil ass ouni Gebuert, éiweg, onstierwlech, an alterlos. Et gëtt net zertséiert wann de Kierper zertséiert gëtt.

vāsānsi jīrṇāni yathā vihāya

navāni gṛihṇāti naro 'parāṇi

tathā śharīrāṇi vihāya jīrṇānya

nyāni sanyāti navāni dehī - 2.22

Wéi eng Persoun verschwonnene Kleedungsstécker verléisst an nei unhat, och zum Zäitpunkt vum Doud, werft d'Séil säi verschleefte Kierper of a geet an en neien.

nainaṁ chhindanti śastrāṇi nainaṁ dahati

pāvakaḥ

na chainaṁ kledayantyāpo na śhoṣhayati

mārutaḥ - 2.23

Waffen kënnen d'Séil net zerbriechen, an och Feier kann et verbrennen. Waasser kann et net naass ginn, an och net kann de Wand dréchen.

achchhedyo 'yam adāhyo 'yam akledyo 'śhoṣhya eva cha
nityaḥ sarva-gataḥ sthāṇur achalo 'yaṁ sanātanaḥ -

D'Séil ass onbriechbar an onbrennbar; et kann weder befeuchten nach gedréchent ginn. Et ass éiweg, op alle Plazen, onverännerbar, onverännerbar an primordial.

karmaṇy-evādhikāras de mā phaleṣhu kadāchana
vum karma-phala-hetur bhūr vum saṅgo
'stvakarmaṇi - 2,47

Dir hutt e Recht Är virgeschriwwen Flichten ze Leeschtunge, mä Dir hutt net d'Recht op d'Fruucht vun Ären Aktiounen. Betruecht Iech ni als d'Ursaach vun de Resultater vun Ären Aktivitéiten, an och net un Handlung verbonnen.

yoga-sthaḥ kuru karmāṇi saṅgaṁ tyaktvā dhanañjaya
siddhy-asiddhyoḥ samo bhūtvā samatvaṁ yoga uchyate - 2.48

Sidd stänneg an der Leeschtung vun Ärer Pflicht, O Arjun, opginn Uschloss un Erfolleg an Echec. Esou Gläichheet gëtt Yog genannt.

yaḥ sarvatrānabhisnehas tat tat prāpya

śhubhāśhubham

nābhinandati na dveṣḥi tasya prajñā

pratiṣḥḥitā - 2.57

Een deen ënner alle Bedéngungen net befestegt bleift, a weder vu Gléck erfreet ass nach duerch Tribulatioun enttäuscht ass, hien ass e Sage mat perfektem Wëssen.

yadā sanharate chāyaṁ kūrmo 'ṅgānīva

sarvaśhaḥ

indriyāṁndriyārthebhyas tasya prajñā

pratiṣḥḥitā - 2.58

Een dee fäeg ass d'Sënner vun hiren Objeten zréckzezéien, sou wéi eng Schildkröt seng Gliedmaart an d'Schuel zréckzéien, ass a gëttlecher Wäisheet etabléiert.

dhyāyato viṣhayān puṁsaḥ saṅgas

teṣhūpajāyate

saṅgāt sañjāyate kāmaḥ kāmāt krodho

'bhijāyate 2.62

Beim Iwwerleeung iwwer d'Objete vun de Sënner entwéckelt een Uschloss un hinnen. Uschloss féiert zum Wonsch, a vu Wonsch entsteet Roserei.

krodhād bhavati sammohaḥ sammohāt

smṛti-vibhramaḥ

smṛti-bhranśhād buddhi-nāśho buddhi-

nāśhāt praṇaśhyati -2.63

Roserei féiert zu Wolleken vum Uerteel, wat zu Verwirrung vun der Erënnerung resultéiert. Wann d'Erënnerung verwirrt ass, gëtt d'Intellekt zerstéiert; a wann d'Intellekt zerstéiert ass, gëtt een ruinéiert.

rāga-dveṣha-viyuktais tu viṣhayān

indriyaiśh charan

ātma-vaśhyair-vidheyātmā prasādam

adhigachchhati - 2.64

Awer een deen de Geescht kontrolléiert, a fräi ass vun Uschloss an Aversioun, och wann Dir d'Objete vun de Sënner benotzt, erreecht d'Gnod vu Gott.

indriyāṇāṁ ass d'Charakteristike vum

Geescht

tadasya harati prajñāṁ vāyur nāvam

ivāmbhasi - 2.67

Just wéi e staarke Wand e Boot vu sengem charteréierte Kurs um Waasser dréit, kann och ee vun de Sënner, op déi de Geescht sech fokusséiert, den Intellekt ophalen.

āpūryamāṇam achala-pratiṣhṭhaṁ

samudram āpaḥ praviśhanti yadvat

tadvat kāmā yaṁ praviśhanti sarve
sa śhāntim āpnoti na kāma-kāmī - 2.70

Just wéi den Ozean ongestéiert bleift duerch den onendleche Floss vu Waasser aus Flëss, déi an et fusionéieren, sou kritt och de Salbei, deen trotz dem Floss vun wënschenswäerten Objeten ronderëm hien onbeweegt ass, Fridden, an net déi Persoun, déi beméit, Wënsch ze erfëllen.

vihāya kāmān yaḥ sarvān pumānśh

charati niḥspṛhaḥ

nirmamo nirahankāraḥ sa śāntim

adhigachchhati - 2.711

Dës Persoun, déi all materiell Wënsch opginn a lieft fräi vun engem Gefill vu Gier, Proprietär an Egoismus, erreecht de perfekte Fridden.

prakṛiteḥ kriyamāṇāni guṇaiḥ karmāṇi

sarvaśhaḥ

ahankāra-vimūḍhātmā kartāham iti

manyate - 3.27

All Aktivitéite ginn duerch déi dräi Modi vun der materieller Natur duerchgefouert. Awer an der Ignoranz denkt d'Séil, déi duerch falsch Identifikatioun mam Kierper verdrängt ass, u sech selwer als den Doer.

śhreyān swa-dharmo viguṇaḥ para-

dharmāt sv-anuṣhṭhitāt

swa-dharme nidhanaṁ śhreyaḥ para-

dharmo bhayāvahaḥ 3.35

Et ass vill besser fir eng natierlech verschriwwen Pflicht auszeféieren, obwuel mat Fehler geprägt ass, wéi en aneren seng verschriwwene Pflicht ze maachen, obwuel perfekt. Tatsächlech ass et léiwer ze stierwen an der Entloossung vun enger Pflicht, wéi de Wee vun engem aneren ze verfollegen, dee mat Gefor voll ass.

kāma eṣha krodha eṣha rajo-guṇa-

samudbhavaḥ

mahāśhano mahā-pāpmā viddhyenam iha
vairiṇam

Den Ieweschte Här sot: Et ass Lust eleng, deen aus Kontakt mam Modus vun der Leidenschaft gebuer ass, a spéider a Roserei transforméiert gëtt. Wësst dëst als de sënnegen, allesverständleche Feind op der Welt.

indriyāṇi mano buddhir asyādhiṣhṭhānam
uchyate
etair vimohayatyeṣha jñānam āvṛtya
dehinam 3.40

D'Sënner, de Geescht an d'Intellekt ginn gesot als Zuchtplaze vum Wonsch. Duerch si bewölkt et d'Wëssen an täuscht déi verkierpert Séil.

imaṁ vivasvate Yogaṁ proktavān aham
avyayam
vivasvān manave prāha manur
ikṣhvākave 'bravīt
4.01

Den Supreme Lord Shree Krishna sot: Ech hunn dës éiweg Wëssenschaft vum Yog dem Sonnegott, Vivasvan, geléiert, deen et un de Manu weiderginn huet; an Manu, ofwiesselnd, Instruéiert et zu Ikshvaku.

*vīta-rāga-bhaya-krodhā man-mayā mām
upāśhritāḥ
bahavo jñāna-tapasā pūtā mad-bhāvam
āgatāḥ - 4.10*

Vu Befestegung, Angscht a Roserei fräi ze sinn, voll a Mir absorbéiert ze ginn, a mech zu Mech ze flüchten, sinn vill Leit an der Vergaangenheet duerch Wësse vu Mir gereinegt ginn, an hunn domat Meng gëttlech Léift erreecht.

*tyaktvā karma-phalāsaṅgaṁ nitya-tṛipto
nirāśhrayaḥ
karmaṇyabhipravṛitto 'pi naiva
kiñchit karoti saḥ - 4.20*

Esou Leit, déi Uschloss un d'Fruucht vun hiren Handlungen opginn hunn, sinn ëmmer zefridden an net ofhängeg vun externen Saachen. Trotz Aktivitéiten ze engagéieren, maachen se guer näischt.

*nirāśhīr yata-chittātmā tyakta-sarva-
parigrahaḥ śhārīraṁ kevalaṁ karma
kurvan nāpnoti kilbiṣham - 4.21*

Fräi vun Erwaardungen an dem Sënn vun Eegentum, mam Geescht an Intelligenz voll kontrolléiert, si maachen keng Sënn och wann Aktiounen vun hirem Kierper Leeschtunge.

yadṛchchhā-lābha-santuṣḥṭo dvandvātīto

vimatsaraḥ

samaḥ siddhāvasiddhau cha kṛtvāpi na

nibadhyate - 4.22

Zefridden mat egal wéi engem Gewënn aus sengem eegenen Accord kënnt, a fräi vum Näid, si sinn iwwer d'Dualitéite vum Liewen. Ginn am Erfolleg an Echec ausgeglach, si sinn net vun hiren Handlungen gebonnen, och wann se all Zort vun Aktivitéiten ausféieren.

apāne juhvati prāṇaṁ prāṇe 'pānaṁ

tathāpare

prāṇāpāna-gatī ruddhvā prāṇāyāma-

parāyaṇāḥ

niyatāhārāḥ prāṇān prāṇeṣhu juhvati

erschéngt

sarve 'pyete yajña-vido yajña-kṣhapita-

kalmaṣhāḥ

Nach anerer bidden als Affer den ausgaangenen Otem an den erakommenen Otem, während e puer den erakommende Otem an den ausginnen Otem bidden. E puer praktizéiert prāṇāyām a behalen déi erakommen an erausgaang Atem, reng absorbéiert an der Reguléierung vun der Liewensenergie. Awer anerer reduzéieren hir Nahrungsaufnahme a bidden den Otem an d'Liewensenergie als Affer. All dës Opferkenntnisser ginn vun hiren Gëftstoffer gereinegt als Resultat vun esou Opféierungen.

yaj jñātvā na punar moham evaṁ yāsyasi

pāṇḍava -

hien bhūtānyaśheṣheṇa

drakṣhyasyātmanyatho Mayi - 4.35

Wann Dir dëse Wee befollegt an d'Erliichterung vun engem Guru erreecht hutt, O Arjun, wäert Dir net méi an d'Wahn falen. Am Liicht vun deem Wësse gesitt Dir datt all Liewewiesen nëmmen Deeler vum Supreme sinn a bannent Mir sinn.

api ched asi pāpebhyaḥ sarvebhyaḥ pāpa-

kṛit-tamaḥ

sarvaṁ jñāna-plavenaiva vṛijinaṁ

santariṣhyasi - 4.36

Och déi, déi als déi onmoralesch vun alle Sënner ugesi ginn, kënnen iwwer dësen Ozean vun der materieller

Existenz iwwergoen andeems se sech am Boot vum göttleche Wëssen sëtzen.

śhraddhāvānllabhate jñānaṁ vun der

paraḥ sanyatendriyaḥ

jñānaṁ labdhvā parāṁ śhāntim

achireṇādhigachchhati -4.39

Déi, deenen hire Glawen déif ass an déi praktizéiert hunn hire Geescht a Sënner ze kontrolléieren, erreechen göttlech Wëssen. Duerch sou transzendental Wëssen erreeche si séier éiwege ieweschte Fridden.

jitātmanaḥ praśhāntasya paramātmā

samāhitaḥ

śhītoṣhṇa-sukha-duḥkheṣhu tathā

mānāpamānayoḥ - 6.7

D'Yogis, déi de Geescht eruewert hunn, klammen iwwer d'Dualitéite vu Kälte an Hëtzt, Freed a Leed, an Éier an Onéier. Esou Yogis bleiwen friddlech a stänneg an hirer Andacht zu Gott.

ananya-chetāḥ satataṁ yo māṁ smarati

nityaśhaḥ

tasyāhaṁ sulabhaḥ pārtha nitya-yuktasya

yoginaḥ - 8.14

O Parth, fir déi Yogien, déi ëmmer mat exklusiver Andacht un mech denken, sinn ech liicht erreechbar wéinst hirer konstanter Absorptioun an Mir.

mayā tatam idaṁ sarvaṁ jagad avyakta-
mūrtinā

mat-sthāni sarva-bhūtāni na chāhaṁ

teṣhvavasthitaḥ -9.4

Dës ganz kosmesch Manifestatioun gëtt vu Mir a Menger onmanifestéierter Form duerchgesat. All Liewewiesen wunnen a mir, awer ech wunnen net an hinnen.

na cha mat-sthāni bhūtāni paśhya me
yogam aiśhwaram

bhūta-bhṛin na cha bhūta-stho mamātmā

bhūta-bhāvanaḥ - 9.5

An awer bleiwen déi Liewewiesen net a Mir. Kuckt d'Geheimnis vu Meng gëttlecher Energie! Och wann ech de Schëpfer an den Nohalter vun alle Liewewiesen sinn, sinn ech net vun hinnen oder vun der materieller Natur beaflosst.

patraṁ pushpaṁ phalaṁ toyaṁ yo me
bhaktyā prayachchhati

tadahaṁ bhaktyupahṛitam aśhnāmi
prayatātmanaḥ - 9.26

Wann een Mir mat Aṇdacht e Blat, eng Blumm, eng Uebst, oder souguer Waasser offréiert, huelen ech herrlech un deem Artikel, dat vu mengem Devotee a purem Bewosstsinn mat Léift ugebuede gëtt.

man-manā bhava mad-bhakto mad-yājī
māṁ namaskuru

mām evaiṣhyasi yuktvaivam ātmānaṁ
mat-parāyaṇaḥ - 9.34

Denkt ëmmer un mech, sief mir gewidmet, veréiert mech a bidd mech un. Nodeems Dir Äre Geescht a Kierper fir Mir gewidmet hutt, wäert Dir sécher bei mech kommen.

aham ātmā guḍākeśha sarva-bhūtāśhaya-
sthitaḥ

aham ādiśh cha madhyaṁ cha bhūtānām
anta eva cha - 10.20

O Arjun, ech sëtzen am Häerz vun alle Liewewiesen. Ech sinn den Ufank, Mëtt an Enn vun all Wiesen.

daṇḍo damayatām asmi nītir asmi

jigīṣhatām

maunaṁ chaivāsmi guhyānāṁ jñānaṁ

jñānavatām aham

 Ech si just Strof ënner Mëttel fir Gesetzlosegkeet ze vermeiden, a richtegt Verhalen ënner deenen, déi d'Victoire sichen. Ënnert Geheimnisser sinn ech Rou, an an der Weis sinn ech hir Wäisheet.

Yach chāpi sarva-bhūtānāṁ bījaṁ tad

aham, O Arjuna

na tad asti vinā yat syān mayā bhūtaṁ

charācharam

Ech sinn de Generéiere Som vun alle Liewewiesen, O Arjun. Keng Kreatur bewegt oder net-bewegt kann ouni mech existéieren.

yad yad vibhūtimat sattvaṁ śhrīmad

ūrjitam eva vā

tat tad evāvagachchha tvaṁ mama tejo

'nśha-sambhavam

Wat och ëmmer Dir als schéin, glorräich oder mächteg
gesitt, weess datt et aus nëmmen e Funken vu Menger
Glanz kënnt.

atha vā bahunaitena kiṁ jñātena
tavārjuna
viṣhṭabhyāham idaṁ kṛitsnam ekānśhena
sthito jagat

Wat brauch et fir all dëst detailléiert Wëssen, O Arjun?
Wësst einfach datt duerch eng Fraktioun vu Mäi
Wiesen ech dës ganz Kreatioun duerchdréien an
ënnerstëtzen.

śrī-bhagavān uvācha
kalo 'smi loka-kṣhaya-kṛit pravṛiddho
lokān samāhartum iha pravṛittaḥ
ṛite 'pi tvāṁ na bhaviṣhyanti sarve
ye 'vasthitāḥ pratyanīkeṣhu yodhāḥ - 11.32

Den Ieweschte Här sot: Ech si mächteg Zäit, d'Quell
vun der Zerstéierung déi erauskënnt fir d'Welten ze
zerstéieren. Och ouni Är Participatioun wäerten
d'Krieger, déi an der opposéierender Arméi opgestallt
sinn, ophalen ze existéieren.

ye TV akṣharam anirdeśhyam avyaktaṁ
paryupāsate

sarvatra-gam achintyañcha kūṭa-stham
achalandhruvam
sanniyamyendriya-grāmaṁ sarvatra
sama-buddhayaḥ
ze prāpnuvanti mām eva sarva-bhūta-hite
ratāḥ

Awer déi, déi de formlosen Aspekt vun der Absoluter Wahrheet unzebidden - déi onvergänglech, déi onbestëmmbar, déi onmanifestéiert, déi alldeeglech, déi ondenkbar, déi onverännert, déi éiweg an déi onbeweegbar - andeems se hir Sënner behalen an iwwerall gläichméisseg sinn, esou Persounen, déi am Wuel vun alle Wesen engagéiert sinn, erreechen mech och.

ye tu sarvāṇi karmāṇi mayi sannyasya
mat-paraḥ
ananyenaiva yogena māṁ dhyāyanta
upāsate
teṣhām ahaṁ samuddhartā mṛityu-
saṁsāra-sāgarāt
bhavami na chirāt pārtha mayy āveśhita-
chetasām

Awer déi, déi mech all hir Handlungen widmen, fir mech als dat héchsten Zil ze betruechten, mech unzebidden an op mech mat exklusiver Andacht meditéieren, O Parth, ech befreien se séier aus dem Ozean vu Gebuert an Doud, well hiert Bewosstsinn ass mat mir vereenegt.

mahā-bhūtāny ahankāro buddhir avyaktam eva cha

indriyāṇi daśhaikaṁ cha pañcha

chendriya-gocharāḥ

D'Aktivitéitsfeld besteet aus de fënnef groussen Elementer, dem Ego, dem Intellekt, der onmanifester Urmatière, den eelef Sënner (fënnef Wëssenssinne, fënnef Aarbechtssinner a Geescht), an de fënnef Objete vun de Sënner.

ichchhā dveṣhaḥ sukhaṁ duḥkhaṁ

saṅghātaśh chetanā dhṛitiḥ

etat kṣhetraṁ samāsena sa-vikāram

udāhṛitam

Wonsch an Aversioun, Gléck a Misär, de Kierper, Bewosstsinn an de Wëllen - all dës enthalen d'Feld a seng Ännerungen.

amānitvam adambhitvam ahinsā kṣhāntir āryavam

āchāryopāsanaṁ śhauchaṁ sthairyam

ātma-vinigrahaḥ

indriyārtheṣhu vairāgyam anahankāra
eva cha

janma-mṛityu-jarā-vyādhi-duḥkha-
doṣhānudarśhanam

asaktir anabhiṣhvaṅgaḥ putra-dāra-
gṛihādiṣhu

nityaṁ cha sama-chittatvam

iṣhṭāniṣhṭopapattiṣhu
Mayi chānanya-yogena bhaktir
avyabhichāriṇī

vivikta-deśha-sevitvam aratir jana-
sansadi

adhyātma-jñāna-nityatvaṁ tattva-
jñānārtha-darśhanam

etaj jñānam iti proktam ajñānaṁ yad ato
'nyathā

Bescheidenheet; Fräiheet vun Hypokrisie; net Gewalt; Verzeiung; Einfachheet; Service vum Guru; Propretéit vu Kierper a Geescht; Stabilitéit; an Self-Kontroll; Dispassioun géint d'Objete vun de Sënner; Feele vun Egoismus; am Kapp behalen d'Béise vu Gebuert, Krankheet, Alter an Doud; Net-Befestegung; d'Feele vu Klemmung un Ehepartner, Kanner, Heem, asw. egalmindedness amidst gewënschte an ongewollt Evenementer am Liewen; konstant an exklusiv Engagement fir mech; eng Neigung fir solitär Plazen an eng Aversioun vun der weltlecher Gesellschaft; Stabilitéit am spirituellen Wëssen; a philosophesch Verfollegung vun der Absoluter Wourecht - all dës erklären ech Wëssen, a wat dogéint ass, nennen ech Ignoranz.

sarva-dvāreṣhu dehe 'smin prakāśha upajāyate

jñānaṁ yadā tadā vidyād vivṛddhaṁ sattvam ity uta

lobhaḥ pravṛttir ārambhaḥ karmaṇām aśhamaḥ spṛhā

rajasy etāni jāyante vivṛddhe bharatarṣhabha

aprakāśho 'pravṛttiśh cha pramādo moha eva cha

tamasy etāni jāyante vivṛddhe kuru-nandana

Wann all d'Tore vum Kierper duerch Wëssen beliicht sinn, weess et eng Manifestatioun vum Modus vu Guttheet. Wann de Modus vun der Leidenschaft dominéiert, O Arjun, entwéckelen d'Symptomer vu Gier, Ustrengung fir weltleche Gewënn, Onrou, a Verlaangen. O Arjun, Nescience, Inertie, Noléissegkeet a Wahn - dat sinn déi dominant Zeeche vum Modus vun der Ignoranz.

sattvāt sañjāyate jñānaṁ rajaso lobha eva cha
pramāda-mohau tamaso bhavato 'jñānam eva cha

Aus dem Modus vun der Guttheet entsteet Wëssen, aus dem Modus vun der Leidenschaft entsteet Gier, an aus dem Modus vun der Ignoranz entstinn Noléissegkeet a Wahn.

D'Essenz vun der Bhagavad Gita wéi ech verstanen an assiméiert hunn.

Mir sinn net de Kierper. Mir sinn Séil. De Kierper ass wéi e Stoff. De Wee wéi mir eis Kleeder weider änneren, sou wéi mir, d'Séil, weider de Kierper änneren. Sou wéi mir net un d'Kleeder befestegt sinn, solle mir och net un de Kierper befestegt sinn. Dës Uschloss ass d'Ursaach vu Leed. Et gëtt keen Doud vun der Séil, also wat solle mir Angscht hunn? Mir sinn nach muer do. War et och virun dëser Kreatioun, wäert et och nom Enn vun dëser Welt ginn. Also läscht Angscht aus Ärem Geescht. D'Séil ass den Deel vu Gott. Dëst ass wat den Här selwer am Kapitel 10 seet.

richteg Manéier ze handelen
Mir hunn d'Recht d'Aarbecht ze maachen, awer d'Fruucht vun der Handlung ass net an eisen Hänn, et ass an den Hänn vu Gott. Dofir sollte mir weider schaffen, ni denken datt mir et färdeg bréngen oder versoen. Mir wäerten gewannen oder verléieren. Wäerte mir stierwen oder liewen? Karma soll no de Flichten gemaach ginn. Karma soll ni fir d'Erfëllung vun engem seng Wënsch gemaach ginn. Déi Persoun déi fir d'Erfëllung vu senge Wënsch schafft ass ëmmer onglécklech. Well Wonsch ass eng Laascht. Nei Wënsch ginn ëmmer an eis gebuer. No

der Erfëllung vun engem Wonsch gëtt en anere Wonsch gebuer. Also wéi vill Wënsch wäert Dir erfëllen? Et gëtt keen Enn fir Wënsch. Dofir sollt d'Liewen mat Pflicht gelieft ginn an net fir d'Erfëllung vun de Wënsch.

An all Ëmstänn hu mir eng Selbstgerechtegkeet. An de Swadharma vun eis all ass anescht a verschiddenen Ëmstänn. Dofir sollte mir keng Aarbecht maachen, déi vu jidderengem gesi gëtt. Aarbecht soll no senger eegener Relioun gemaach ginn. A verschiddenen Ëmstänn kann et Swadharma sinn fir mech d'Liewen ze huelen. A Liewen fir een ënner all Ëmstänn ze ginn kann och Swadharma fir mech sinn. Dir musst entscheeden, wat Är Swadharma ënner bestëmmten Ëmstänn ass.

Maacht Karma andeems Dir iwwer Gewënn a Verloscht eropgeet.

Andeems mir ëmmer erëm iwwer en Thema iwwerdenken, gi mir un deem Thema verbonnen. Hei kann de Sujet eng Persoun wéi en Objet sinn. Andeems Dir ëmmer erëm iwwer eppes meditéiert, wäert de Wonsch entstoen dat Thema z'erreechen. Wann déi Saach net kritt gëtt, da wäert Roserei entstoen. An eis Erënnerung gëtt mat Roserei duercherneen. A wiem seng Erënnerung duercherneen ass, gëtt d'Intellekt vun där Persoun zerstéiert, well d'Intellekt nëmmen op d'Erënnerungen hänkt. Wann ech all d'Erënnerungen aus Ärem Geescht läschen, wäert Dir verréckt ausgesinn.

Zwou Saache geschéien andeems Dir d'Themen iwwerdenkt, entweder d'Thema gëtt erreecht oder et gëtt net erreecht. D'Beschreiwung vu wat geschitt wann et net kritt gëtt ass uewen uginn. Elo wann ech et kréien, wäert ech beschreiwen wat wäert geschéien. Wann den Objet gewonnen gëtt, gëtt et Angscht et ze verléieren. D'Problemer ginn net op en Enn. Et gi Probleemer beim Empfang an net beim Empfang. Mir denken ëmmer weider datt wa mir sou eng fruchtbar Saach kréien, da wäert d'Gléck kommen. Awer och nom Erreeche ass Gléck momentan. Eigentlech ass Gléck net an de Sujeten, mir sichen no der falscher Welt, Gléck ass an Iech. Wann Dir net gleeft, da maacht Meditatioun a kuckt, d'Mëllech vun der Mëllech gëtt Waasser vum Waasser. Ech hunn et selwer erlieft, Dir sollt et och probéieren. Dofir wäert d'Iwwerleeung vu Sujeten ëmmer zu Leed féieren.

Roserei entsteet aus Wënsch, also haalt net Wënsch. Ech soen ëmmer erëm. Liewen Liewen net fir Erfëllung vun Wënsch mee fir Erfëllung vun Flichten. Wonsch ass eise Feind, et ass eise Feind. Wat Dir méi séier dëse Feind ëmbréngt, wat besser.

Dir kënnt vu bannen perfekt sinn, elo an an dësem Moment. Mee et kann ni vu baussen perfekt sinn. Also sidd ëmmer zefridden. Well am Liewen kann een net zefridde sinn och wann een alles vu baussen erreeche kann. Also léiert haut an elo zefridden ze sinn.

Dës ganz Welt ass eng Positioun a Gott. Gott huet d'Welt iwwerholl. Dir musst dës Saach komesch fonnt hunn, datt wéi Gott esou eng rieseg Kreatioun kann halen. Ech wéilt e Beispill ginn, dëse Kierper ass vun eis besëtzt dh eng subtile Séil. Wat net emol ze gesinn ass ass sou subtil. Soulaang et eng Séil am Kierper ass, geet esou e grousse Kierper weider, awer soubal déi subtil Séil de Kierper verléisst, fällt de Kierper mat engem Knall erof. An der selwechter Manéier wéi eng subtile Séil esou e grousse Kierper hält, ähnlech hält den Här déi ganz Schafung.

Ginn trei a gleewen un Gott. Begréiss se ëmmer. Erënnert hinnen ëmmer. Sidd him ëmmer dankbar. Gitt Gott Merci fir alles. Gitt Äre Geescht an hinnen.

Lescht Puer Wierder

Léif Lieser,
Ech schaffen an dësem Beräich vun de leschten zwee Joer. An de leschten zwee Joer, duerch d'Instruktioune vu mir ze verfollegen, hunn Dausende vu Leit hir vill Krankheeten geheelt andeems se sech mat der Natur verbannen an d'Natur adoptéieren. Dofir ass dës Erfahrung net nëmme meng, mee d'Erfahrung vun Dausende vun anere Leit ass och derbäi ginn. Ech hätt ni fäeg dëst Buch a mengem Liewen ze schreiwen a wann ech et konnt schreiwen, konnt ech et schreiwen wéinst dësen Dausende vu Leit, well dës Leit sinn d'Späicherhaus vu mengem Vertrauen. Ech war eng Persoun déi manner mat de Leit geschwat huet. Hat Kontakt mat wéineg Leit. Et war onméiglech fir mech iergendwou op enger Plattform ze schwätzen. Awer haut sinn ech eng aner Persoun. All dëst vum Wëssen selwer, wann Wëssen an enger Persoun fléisst, gëtt hien eng komplett aner Kraaft.
Zum Schluss géif ech iech alleguer soen, dass een och mat der Natur soll verbannen an natierlecht lessen adoptéieren, wann ee säi ganzt Liewen fräi vu Krankheeten wëll bleiwen. Wien kann iwwer Är Gesondheet besser soen wéi Dir? Mir verstinn den héchste Wäert vun der Gesondheet wa mir krank sinn. Firwat verstinn mir net virdrun, éischt hu mir dat absolut fräi vu Gott. A mir hu gesot datt mir d'Saachen schätzen déi gratis kréien. Also wann Dir et erëm kritt, wësst Dir och säi Wäert. A wann de

Wäert bekannt ass, da ginn nëmmen reng natierlecht Iessen a positiv Gedanken an dësem Kierper gesat. An da wäert Dir voll Wëssen vun dësem Kierper ginn, wat profitabel ass a wat fir dëse Kierper schiedlech ass. D'Wëssen iwwer ech hei schwätzen ass dat vu Liewensmëttel a Gedanken, déi fir de Kierper profitabel sinn, an net vum Kierper fir an de Kierper ze penetréieren. Dir kënnt dat ni maachen, och wann et Joerhonnerte dauert. All Saachen, déi vu Gott erstallt sinn, gehéieren zum Wëssen an d'Natur ass och vu Gott erstallt. Dofir weess d'Natur méi iwwer eise Kierper wéi eis. Dofir ass d'Liewensmëttel, déi vun der Natur virbereet ass, absolut richteg fir eise Kierper, an d'Liewensmëttel, déi mir preparéieren, ass net gëeegent fir eise Kierper. Dofir, wann d'Leit komplett natierlecht Iessen iessen, ginn hir Krankheeten geheelt, den eenzegen Ënnerscheed ass datt d'Natur komplett Wëssen huet, a mir hunn hallef onkomplett.

Ech konnt dëst Buch nëmmen schreiwen an nëmmen well ech d'Liewe vun der Hell fir zwee Joer gelieft hunn, also weess ech de Wäert vun dësem Wëssen. Ech hunn dëst Buch geschriwwen och nodeems ech um zwou Auer an der Nuecht erwächt sinn, well ech am Dag keng Zäit konnt kréien. Firwat sinn ech an der Nuecht opgestan a schreiwen, well ech weess de Präis vun dësem wäertvolle Wëssen. Ech weess dat, wann ech dëst Wëssen hätt ier ech krank gefall sinn, hätt ech zwee Joer net an der Hell gelieft.

Léif Lieser,
Wann et e Widdersproch an all zwou vu menge Saachen ass, da kënnen et nëmmen zwou Saache sinn, entweder ech sinn net fäeg duerch Wierder z'erklären, oder Dir kënnt net verstoen. Mir kënnen net alles duerch Wierder ausdrécken. Zum Beispill, ugeholl datt Dir ni Papaya giess hutt, elo wéi kann ech Iech d'Séissegkeet vu Papaya erklären. Mir nennen all Séiss wéi séiss. Awer d'Wourecht ass net dat. Ass d'Séissegkeet vu gulab jamun ähnlech wéi d'Séiss vu Papaya? Awer mir soen datt Papaya séiss ass, awer Gulab Jamun gëtt och séiss genannt. Ech probéieren just ze erklären datt alles net a Wierder ausgedréckt ka ginn, e puer Saache verstinn nëmmen duerch d'Erfahrung. Dëst komplett Wëssen ass voller Wourecht, also sidd fräi vun Zweifel an assimiléiert dëst Wëssen.

Merci,

Yogacharya Shri Anmol Yadav

LéifFrënn
Wann et e Feeler an der Iwwersetzung vun dësem Buch ass, verzeien mech w.e.g., ech probéieren just d'Wësse vun dëser richteger a purer Erfahrung an dëser Sprooch ze vermëttelen. Ech weess de Wäert vun dësem Wëssen. Well wéinst Mangel un dësem Wëssen, hunn ech fir 2 Joer leiden.

Ech ginn ëmmer meng Kontaktdaten well ech e Sozialaarbechter sinn. Wann Dir mech net erreechen kënnt, dann ass mäi Sozialdéngscht ëmsoss.
Mobile & WhatsApp- (Indien) +91-9115112763, +91-8054499284

Sozial Medien Linken
Youtube - Yogacharya Shri Anmol Yadav
Facebook - Yogacharya Shri Anmol Yadav
Amazon All Bicher -
www.amazon.com/author/anmolyadav

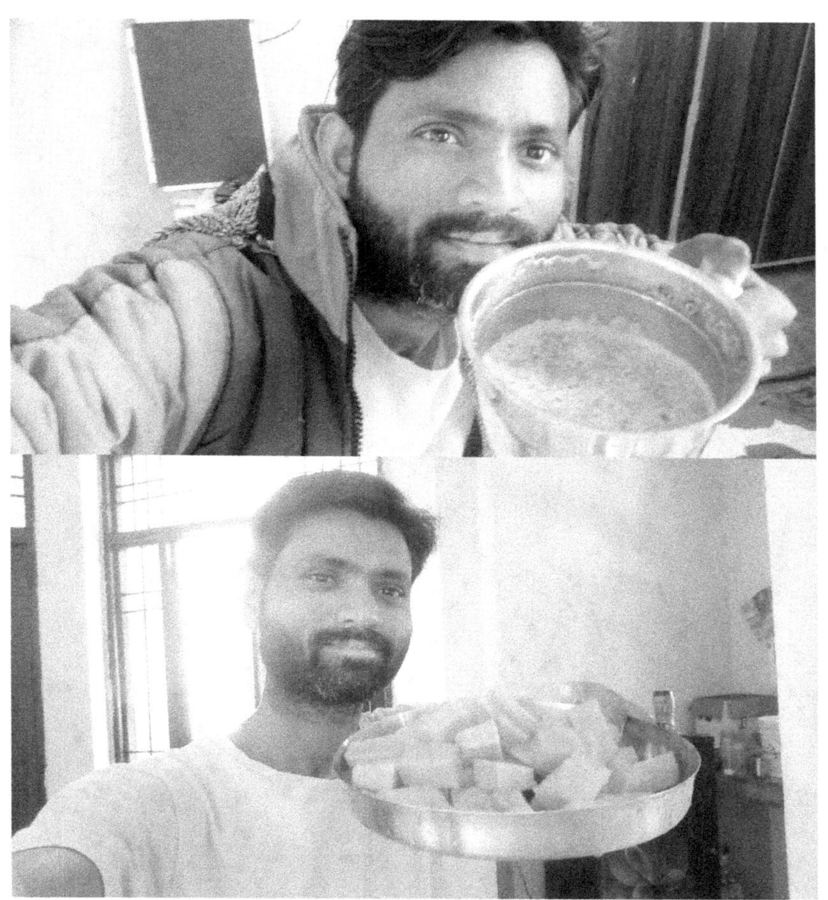

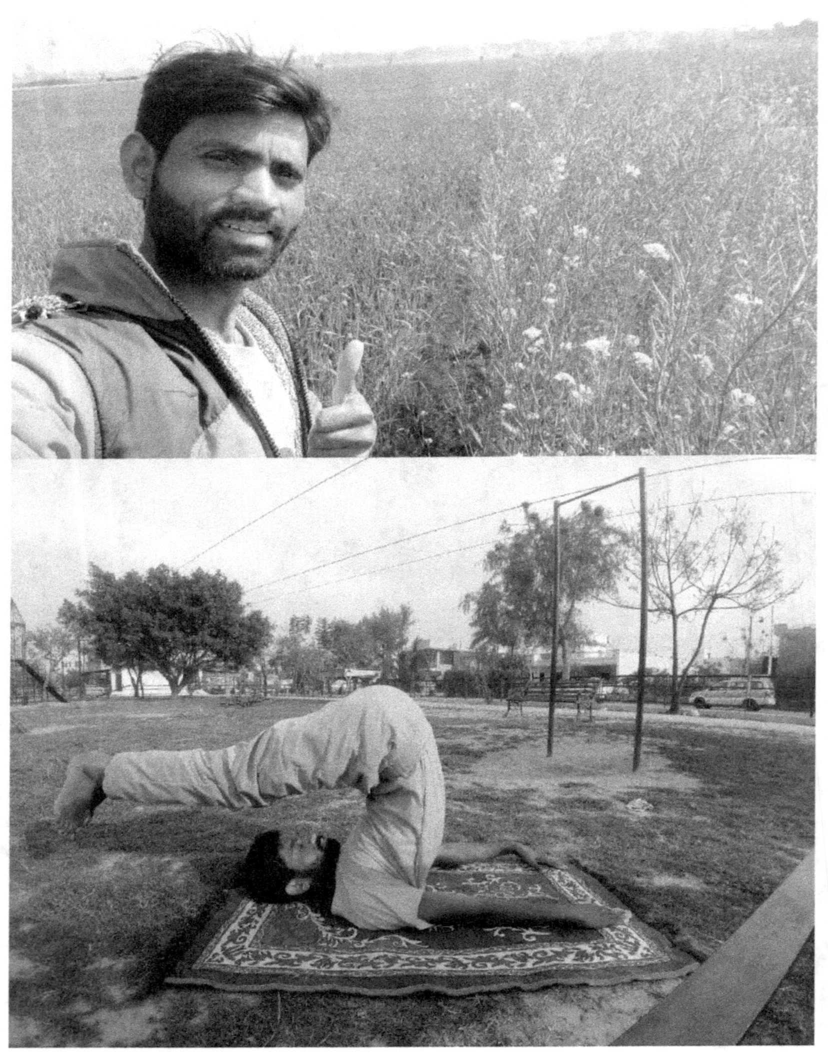

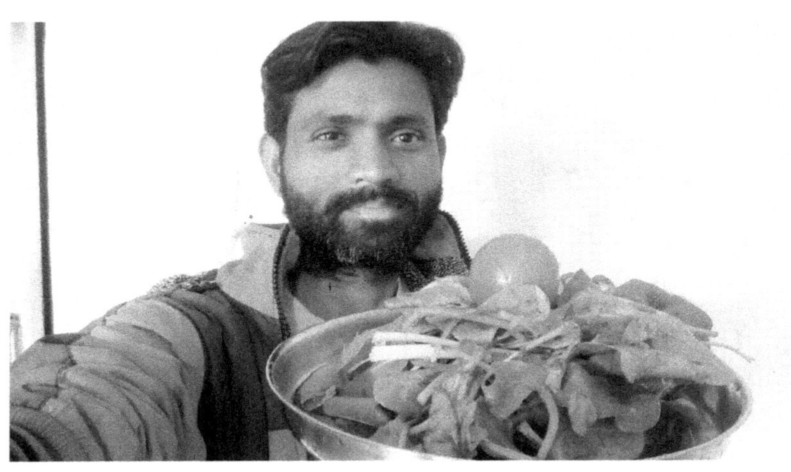

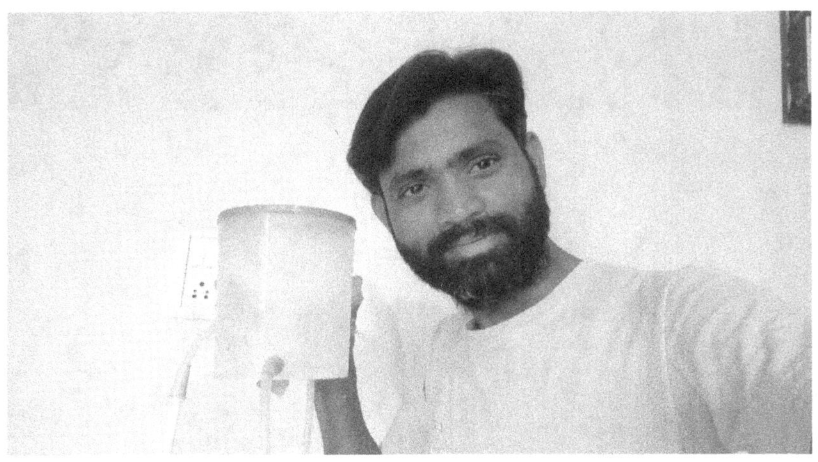

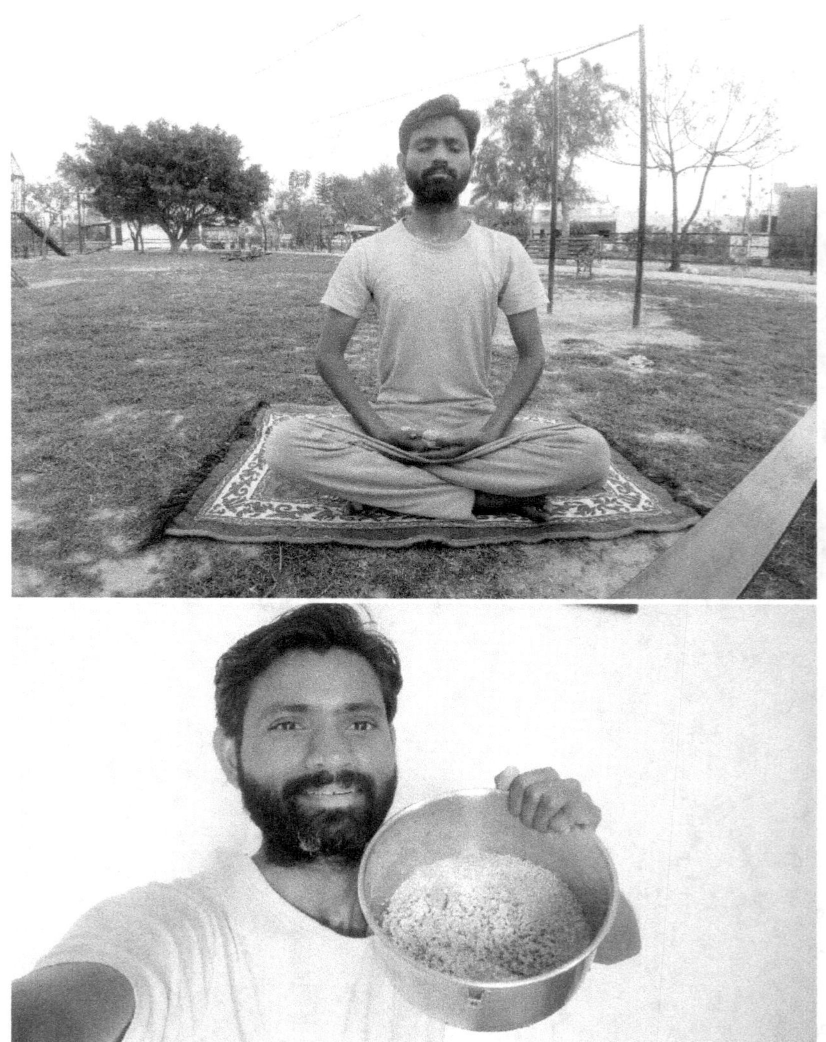

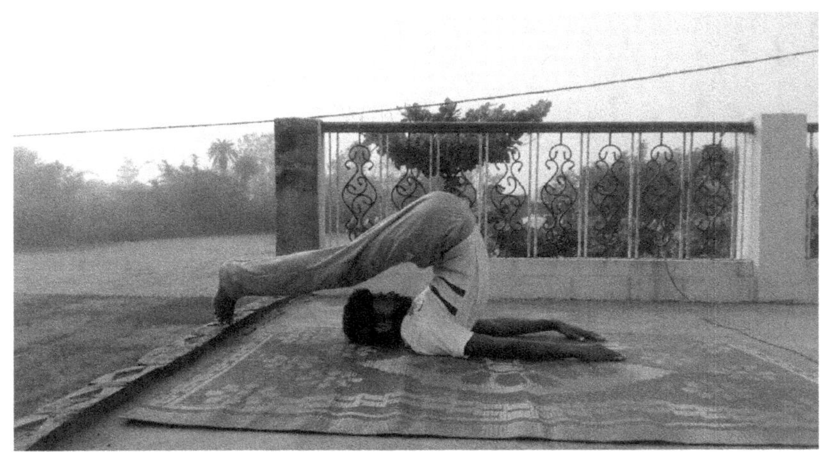